安宁疗护理论与实践探究

主编：施敏

吉林科学技术出版社

图书在版编目（CIP）数据

安宁疗护理论与实践探究 / 施敏主编. -- 长春 :
吉林科学技术出版社, 2022.12
ISBN 978-7-5744-0074-0

Ⅰ. ①安… Ⅱ. ①施… Ⅲ. ①临终关怀学一研究
Ⅳ. ① R48

中国版本图书馆 CIP 数据核字（2022）第 235916 号

安宁疗护理论与实践探究

主　　编　施　敏
出 版 人　宛　霞
责任编辑　李　征
封面设计　庄　琦
制　　版　崔永晨
幅面尺寸　170mm×240mm
开　　本　16
字　　数　90 千字
印　　张　13.375
印　　数　1—1500 册
版　　次　2022 年 1 2 月第 1 版
印　　次　2023 年 2 月第 1 次印刷

出　　版　吉林科学技术出版社
发　　行　吉林科学技术出版社
地　　址　长春市南关区福祉大路 5788 号出版大厦 A 座
邮　　编　130118
发行部电话 / 传真　0431—81629529　81629530　81629531
　　　　　81629532　81629533　81629534
储运部电话　0431—86059116
编辑部电话　0431—81629510
印　　刷　廊坊市印艺阁数字科技有限公司

书　　号　ISBN 978-7-5744-0074-0
定　　价　78.00 元

编写人员

主　编　施　敏

副主编　洪金花

顾　问　肖守渊、钟　军

编　委　（姓氏笔画为序）

张　燕　胡　妍　孙奕晖　蔡余琴　罗念平

周慧慧　徐增进　许碧雯　谢丽萍　刘欢欢

刘文靖　姜文华　涂艳琴

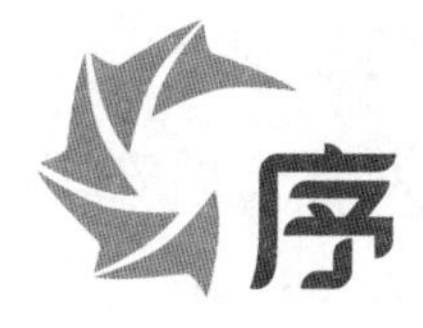

序

人有权利要求活的尊严，也有权利要求死的尊严。“优生”观念深入人心，大家都怀着欣喜的心情迎接新生命的降临，而“优逝”却还是一个小众的名词，谁都不愿意触碰内心最脆弱的地方，没有人愿意探讨如何让挚爱的人不带遗憾而又有尊严地告别人世。

随着我国老龄化和慢病化的进程，人们开始关注生命末期患者的生活质量。如何满足人民群众日益增长的末期医疗照护，是对我国公共卫生医疗资源的巨大挑战。中共中央、国务院印发的《“健康中国 2030”规划纲要》关于完善医疗卫生服务体系中提到“加强康复、老年病、长期护理、慢性病管理、安宁疗护等接续性医疗机构建设”。2019 年 10 月 28 日国家卫健委会同国家发改委、教育部等八部门联合印发了《关于建立完善老年健康服务体系的指导意见》，安宁疗护被列为完善老年健康服务的六大环节之一。因此，安宁疗护工作既是为患者最后一程提供健康护航，也是构建全方位全周期健康服务的关键一环，还是对健康中国战略的有力落实。

江西省为贯彻落实健康中国战略，根据国务院《关于实施健康中国行动的意见》以及省委、省政府《“健康江西 2030”规划纲要》，提出十六个专项行动。其中，老年健康促进行动中提出健全安宁疗护等综合连续的老年健康服务体系，为江西省开展安宁疗护工作提供了政策支持和保障。江西省作为全国安宁疗护第二批试点地区，江西省卫健委高度重视，选定江西省肿瘤医院作为省级基地先行试点，并制订了“省级基地引领，市级多点推进，县级区域协调，部门监管指导”的方式逐步推进安宁疗护工作的发展。截至 2021 年，我省安宁疗护服务机构已达 138 家，越来越多的医务人员投身这项工作；服务患者 4429 人，越来越多的大众熟知并接受安宁疗护。同时，许多的社会团体、爱心人士及志愿者也加入安宁疗护的服务中，共同创建多学科的安宁疗护江西模式。

江西省肿瘤医院安宁疗护团队在试点工作中勇于探索、敢于创新，建成全省安宁疗护“三个基地”，成为全省安宁疗护的样板，在全国也产生了一定的影响力。《安宁疗护理念与实践探究》一书汇集了安宁疗护团队在临床实践中的智慧及心血，是团队成员日常工作经验的总结与提炼，内容全面，专业性强，实用性广，是安宁疗护相关从业者学习的参考用书，希望更多的生命终末期患者能够得到安宁疗护的专业照护，平静、安详、有尊严地离世。

谨此向我省安宁疗护从业者致敬！

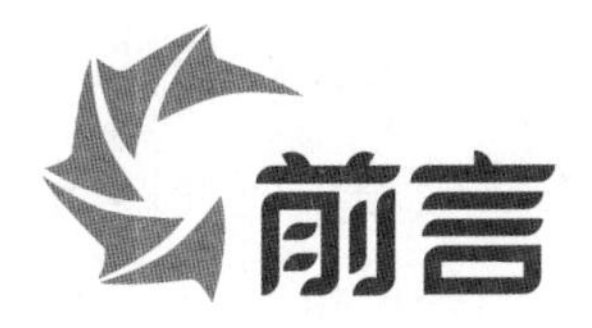

前言

现代意义上的安宁疗护是一种尊重生命、关怀需求的临终阶段服务理念，对应的服务则是针对生命终末期患者及其家属提供包括医疗、护理、心理疏导、居丧照护和死亡教育等的具体实践。作为“从摇篮到天堂”的全周期健康服务的“最后一公里”，安宁疗护服务既是逝者善终的体现，是亲者留别的现实安慰，也是推动社会和谐建设的重要途径。如何实现临终患者的尊严离世，如何促进家庭的自愈和功能恢复，如何保障优质高效的生命末期服务，是政府、机构、家庭和个人需要共同面对的问题。因此，在老龄化程度逐渐加深的今天，推动安宁疗护的研究和实践、提升安宁疗护服务的质量，对社会的发展具有重要的意义和价值。

随着现代医疗技术的飞速发展，临床已经掌握了多种诊断、治疗早期癌症的方式方法，但是在一些恶性肿瘤患者中，由于病情进展快速，癌细胞难以及时控制，而临床能做的就是最大程度延长患者的生存期，改善患者的生活质量。除了疾病的治疗，现代医学还注重对患者的心理、精神进行辅助干预，对于晚期癌症患者，最重要的两点就是缓解疼痛症状及人文关怀，从而改善患者在生存期内的生活质量。安宁疗护是为不可治愈疾病的患者在其临终前给予减轻身心痛苦的综合医疗护理服务，是对患者及家属进行的生理—心理—社会流程化的综合性干预，经过近几年的发展，现在已经进入理论和实践的全面发展阶段，也取得了一些阶段性成果，在晚期癌症患者中具有显著的应用价值。在现代癌症高发的背景下，对晚期癌症患者实施安宁疗护，优化生命末期质量，满足患者及家属的需要，已经成为癌症护理工作中最重要的内容。

本书共五章，第一章为安宁疗护概论，主要介绍四部分内容，分别为安宁疗护的概念与内涵、安宁疗护的发展史、安宁疗护的理论基础、安宁疗护的核心要素与服务模式；第二章为安宁疗护基本问题，重点对安宁疗护中的管理问题、安宁疗护中的伦理问题、安宁疗护中的教育问题进行阐述；第三章为安宁疗护症状评估与管理，包括基本情况评估和常见症状管理两部分内容；第四章为安宁疗护的实用技能与操作，主要对三部分内容进行阐述，包括身体照护技能、心理护理技能和精神呵护技巧；第五章为安宁疗护的现状分析与未来展望，重点阐述了安宁疗护的现状分析以及安宁疗护的未来展望。

在撰写本书的过程中，作者得到了许多专家学者的帮助和指导，参考了大量的学术文献，在此表达真诚的感谢。本书内容系统全面，论述条理清晰、深入浅出，但由于作者水平有限，书中难免会有疏漏之处，希望广大同行及时指正。

作　者

2022 年7 月

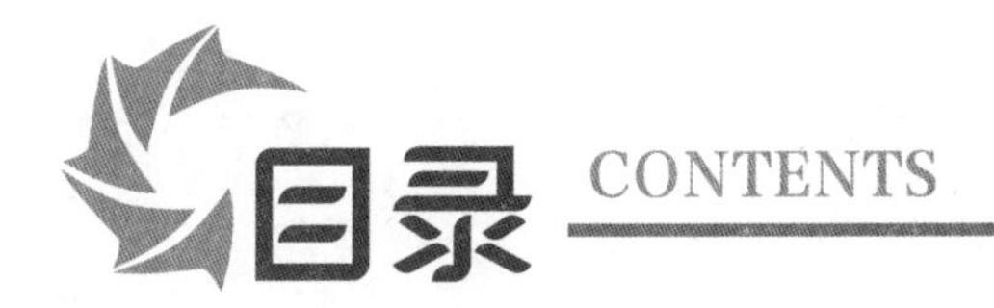
目录
CONTENTS

/ DI 1 ZHANG /

第一章

安宁疗护概论

本章概述

本章为安宁疗护概论，从四方面对安宁疗护进行介绍，分别为安宁疗护的概念与内涵、安宁疗护的发展史、安宁疗护的理论基础以及安宁疗护的核心要素与服务模式。

第一节　安宁疗护的概念与内涵

一、安宁疗护的概念

“Hospice”一词最早产生于中世纪的欧洲，用来代指旅行者中途休息的驿站。后来人们引申其义，用于指代早期具有慈善性质的济贫院机构。经过多年的发展与演化，在现代，“Hospice”指为处于人生旅途最后一站的临终患者控制生理疼痛，帮助患者及其家属提供心理抚慰、释放情绪压力。

安宁疗护的最早提出者是英国的西西里·桑德斯（Sicily Sanders）博士，她与其照顾的癌症患者形成了良好的朋友关系，但病人却时常苦于疾病的折磨，生命的临终阶段都是痛苦，之后，她便希望能够建立一个像家一样的地方，用于减轻患者最后几个月的疼痛，尽可能在生命末期享受安然、平静、温暖的生活。终于，其在 1967 年创建了“St. Christopher’s Hospice”（圣克里斯多弗宁养院）机构。

桑德斯博士创造性地提出了先进理念与解决手段，旨在为身患癌症、长期遭受疾病折磨的病人减轻痛苦，这一成熟的理念推动了整个世界安宁疗护的发展。但是因为桑博士的研究零散不成体系，为方便后人更好地了解安宁疗护，戴维·克拉克（David Clark）便将桑德斯博士的理论成果整理成册，并以桑博士的名字命名出版了《西西里·桑德斯作品选》。桑德斯关于安宁疗护的论述作为世界上最早的概念提出和理论基础，为世界各国安宁疗护的研究奠定了基础。

20 世纪 80 年代，“Hospice Care”一词传入我国，引起相关学者的广泛关注，并于 1988 年在天津成立临终关怀研究中心。起初，我们人为地将“Hospice Care”译为“临终关怀”，因此，“临终关怀”一词在我国的应用更加广泛。

近几年，随着国家及相关部门的重视，为了让人与人交流得更加自然，我国内地医学界开始借鉴英国等典型国家以及我国台湾的经验。

2017 年，国家卫计委（现称卫健委）正式提出将我国对于患者的临终关怀、舒缓医疗、姑息治疗等统称为“安宁疗护”。

因此在本书中，为了表达的方便将“安宁疗护”与“临终关怀”“舒缓疗护”视为同等含义的词，在不同情境下交替使用。但值得注意的是，安宁疗护并不等同于“积极自杀”的安乐死，而是一种照顾性的疗护策略，安宁疗护并不会人为地加速或减缓患者的生命长度，而在积极治疗和安乐死之间开辟第三条道路，旨在为患者控制身体疼痛而提供多种服务，提高其生命最后征程的生活质量。

本书以国家卫生健康委员会定义的安宁疗护为依据，承认生命过程中死亡的必然性，认为安宁疗护的核心在于缓解身体痛苦，提供舒适照护服务，注重人文关怀，提供身、心、灵全方位照护，减轻患者对死亡的恐惧。患者有了解自己身体病情的权利，更有对安宁疗护服务的选择权。

二、安宁疗护的服务内涵

安宁疗护服务的内涵主要体现在5个方面，即“全人、全家、全程、全队、全社区”。

（一）全人照顾

终末期患者在生命最后阶段一般会面临疼痛、呼吸困难、水肿等各种不适症状，同时因为对未来的不确定感，常会产生焦虑、抑郁、伤心等负面情绪反应，加上家庭与社会支持的改变或不足，患者易产生无价值感，感到无力、无助，甚至有轻生的念头。因此，对于终末期患者，安宁疗护需要提供身、心、社、灵等多维度的全人照顾。

（二）全家照顾

终末期患者面临走向死亡的命运，而死亡是整个家庭甚至整个家族的大事，因此家属也是安宁疗护团队需要关注的对象。在照顾终末期患者时，家属也会出现身体、心理等多方面的问题，所以除了照顾患者，也要照顾家属，帮助其解决体力、心理等问题。

（三）全程照顾

安宁疗护不仅局限于住院终末期患者，从患者入住安宁疗护病房直至患者接受死亡（包括住院及居家照顾），安宁疗护工作人员都会全程对患者进行管理，同时也包括对家属的悲伤辅导。

（四）全队照顾

安宁疗护是一个多学科团队合作的工作，不是只靠某一专科就可以做好的工作。安宁疗护团队的成员包括医师、护理师、社工师、志工（义工）、营养师、心理师、宗教人员等，当然这些成员并不是固定的，凡是患者所需要的都可以成为团队的成员。在团队中，每个成员负责终末期患者照顾的一部分，如症状控制、心理辅导、社会支持、精神照护等。

（五）全社区照顾

安宁疗护照护不仅是医疗机构、护理院的责任，也是全社会的职责。作为安宁疗护工作者，应积极寻找和联结社会资源，动员全社会的力量，为贫困的终末期患者和家庭提供实际救助，奉献爱心。

三、安宁疗护的其他问题

（一）安宁疗护目标

现代安宁疗护之母西西里·桑德斯提出的安宁疗护目标是：消除内心冲突、复合人际关系、实现特殊心愿、安排未完成的事业及与亲朋好友道别。

1. 减轻患者痛苦

安宁疗护目的是通过控制各种症状，缓解患者的不适，减轻患者痛苦，提高其生活质量。

2. 维护患者尊严

通过尊重患者对生命末期治疗的自主权，尊重患者的文化和习俗需求，采取患者自愿接受的治疗方法，并在照护过程中，将患者当成完整的个体，而不是疾病的代号，提升患者的尊严感。

3. 帮助患者平静离世

通过与患者及家属沟通交流，了解患者生命末期想要实现的愿望，帮助其实现，使患者达到内心平和、精神健康的状态，从而能平静地离开人世。

4. **减轻丧亲者的负担**

通过安宁疗护多学科队伍的照护，减轻家属的照护负担，给丧亲者提供居丧期的帮助和支持，帮助丧亲者度过哀伤阶段。

（二）安宁疗护原则

1. **人道主义原则**

人道主义原则是以救治患者生命、减轻患者痛苦、尊重患者权利和人格为中心的医学道德基本原则之一。以关怀人、尊重人为准则，在安宁疗护实践活动中，要求医务人员有敬畏和尊重生命的意识，尊重患者的生命质量、价值和正当愿望，为患者提供身、心、社、灵等全方位的照顾，为患者家属提供哀伤辅导。

2. **以照护为主的原则**

安宁疗护服务于终末期患者，主要以提高患者生命末期的生命质量为目的，而不是千方百计延长患者的生存时间。

3. **全方位照护原则**

为患者及家属提供 24 小时全天候服务，包括对终末期患者生理、心理、社会、精神等方面的照护与关怀以及帮助患者家属尽快摆脱居丧期的痛苦，顺利恢复正常生活。

（三）安宁疗护服务对象

2017年国家卫生计生委颁发的《安宁疗护实践指南（试行）》明确指出，安宁疗护以终末期患者和家属为中心。其中患者符合以下条件就可获得安宁疗护服务。

（1）疾病终末期，出现症状。

（2）拒绝原发疾病的检查诊断和治疗。

（3）接受安宁疗护的理念，具有安宁疗护的需求和意愿。①

目前关于生命末期的界定没有统一标准，现有的医学手段无法准确预测生存期，只要患者有需求和意愿，都应获得安宁疗护。

（四）安宁疗护服务内容

1. 症状控制

终末期患者具有疼痛、呼吸困难、厌食、吞咽困难、恶心、呕吐、便秘、无力、昏迷和压疮等不适症状，使患者在身体上遭受极大的痛苦。因此，终末期患者常见症状控制及护理是安宁疗护的核心内容，是心理、社会、精神层面照护的基础。安宁疗护通过症状管理能够缓解终末期患者的痛苦，也能够最大程度提高

---

① 医政医管局．国家卫生计生委办公厅关于印发安宁疗护实践指南（试行）的通知［EB/OL］．（2017－02－18）［2022－05－06］．http：//www. nhc. gov. cn/yzygj/s3593/201702/3ec857f8c4a244e69b233ce2f5f270b3. shtml？ from＝singlemessage.

患者的生活质量。

2. 舒适照护

随着死亡脚步的临近，终末期患者会出现呼吸困难、喉间痰鸣音、神志不清、指甲苍白或发绀、出冷汗、四肢厥冷等症状。因此，为终末期患者提供舒适照护是安宁疗护不可缺少的一部分。

第二节　安宁疗护的发展史

安宁疗护是近代医学领域中的一门新兴的边缘性交叉学科，是社会需求和人类文明发展的标志。如本书第一节所述，20世纪50年代，英国护士西西里·桑德斯博士（Cicely Sanders）在长期工作的肿瘤医院中，目睹了许多垂危患者的痛苦，于是她在1967年创办了世界上第一所临终关怀机构——圣克里斯多弗宁养院，让垂危患者在人生的最后一阶段得到了舒适的照护，从而点燃了人类安宁疗护运动的灯塔。之后，许多国家开展了安宁疗护实践。下面，本书将从国内、国外两方面分别对安宁疗护的发展史进行具体阐述。

一、我国安宁疗护发展

（一）古代安宁疗护的实践

中国是一个有着悠久文化历史的国家，儒家传统思想在几千年的历史发展中占据着重要地位，对中国文化历史传承产生了重要影响，尤其是儒家的“爱老敬老”的孝道文化理念。

在古代社会，安宁疗护与养老往往是结合在一起的，这一点可以在中国历朝历代官府或民间相关机构的实践中有所体现。历代政府都将养老问题纳入政府职能范围内，把“救老扶老”视为一项国家责任，体现统治者的“仁政”与“德政”。

据史料记载，最早的养老机构可以追溯到夏朝。后续的朝代不断完善对鳏寡孤独者的救助体系。史料记载，夏商两朝设“序”和“学”赡养老人。据史学家考证，这种“序”和“学”即最早的养老机构。到唐朝时，已经基本形成了较完整的养老制度。唐代设有“悲田院”，专门收养贫穷、无依无靠的老年乞丐，并由佛教寺院负责具体的管理工作。北宋曾设东西南北四个“福田院”，以收养孤独有病的老年乞丐为主。元代设有“济众院”，这些机构不再由寺院负责管理，而是由政府直接负责。明代法律《明律·户律》中进一步对孤老收养问题作出规定——凡鳏寡孤独及笃疾之人，贫穷无依靠，不能自存，所在官司应收养而不收养者，杖六十；应给衣粮，而官吏克减者，以监守自盗论。到了清代，中央和地方政府进一步加大了对贫困老人的救助范围和救治力度，提供的服务也不断增多。其中“普济堂”是政府设立的养老机构。

从上述养老机构的变迁中可以看出，我国封建社会历朝历代君主都非常重视对鳏寡孤独者的救助问题。随着社会救助体系的不断完善，这些机构也由原先单纯的食物补给转变为兼具医疗救治和死后丧葬职能的养老机构，这与现代安宁疗护的思想观点是相通的，这些机构从某种程度上来说是我国安宁疗护机构的雏形。可以看到，我国古代养老机构多以政府兴办和政府管理为常态。唐代时，文化多元、宗教发展空前繁荣，因此养老机构也体现出这一特点，即政府兴办、佛教寺院管理。后期各朝代的救助机构多是以政府兴办与管理为主，这也体现了政府在安宁疗护事业中要扮演重要角色、承担主要责任。

（二）近现代安宁疗护的发展

1982 年，中国香港建立了第一个舒缓治疗小组，香港九龙圣母院提出为癌症病人提供适当的辅导和善终照料。1982 年中国台湾学者谢美娥对舒缓治疗进行介绍。1986 年香港成立了善终服务促进会，同年台湾马偕医院主办了第一次舒缓治疗的学术研讨会。自此以后，缓和医疗机构迅速地发展。现如今，香港 44 家公立医院中已有一半设立了缓和医疗病床。1990 年台湾通过了《安宁疗护法案》，1996 年台湾实施《安宁缓和医疗条例》，2016 年 1 月《病人自主权利法》公布。

在中国大陆，早在 1988 年 7 月，天津医学院就已成立了第一个临终关怀研究机构，同年 10 月，上海成立了我国第一所临终关怀医院，并开始收治病人。

1992 年 5 月，天津医学院与美国东西方死亡教育学会在天津联合举办“首届东西方临终关怀国际研讨会”。北京成立松堂医院从事临终关怀服务。1998 年 10 月，香港李嘉诚基金会先后在全国各地 20 家大型综合医院中创办慈善性质的宁养院。

2010 年 5 月，北京老年医院设立临终关怀病区，正式将临终关怀服务纳入老年医学服务模式。至此，全国提供安宁疗护服务的医疗机构已达 80 余家。

安宁疗护的起源发展时间轴如图 1-2-1 所示。

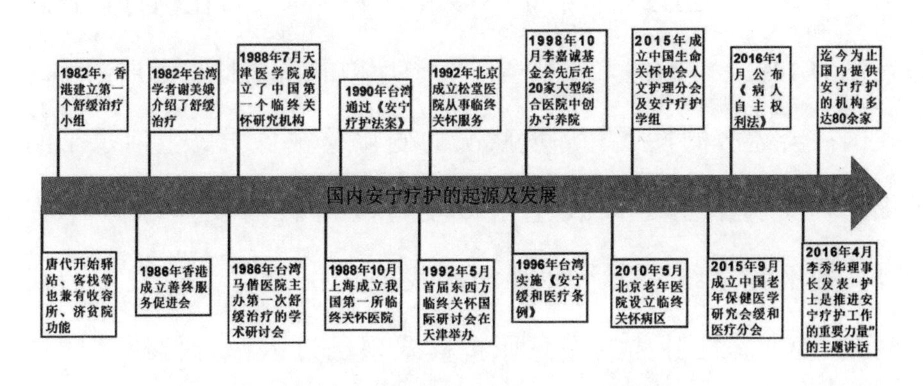

图 1-2-1　我国安宁疗护的起源及发展

随后，上海新一轮社区卫生服务综合改革的启动使得安宁疗护服务列入社区卫生服务中心的基本服务项目目录。2015 年，中国生命关怀协会人文护理分会成立，与此同时，中华护理学会成立安宁疗护学组，同年 9 月，中国老年保健医学研究会缓和医疗分会成立，这些事件标志着我国的安宁疗护事业进入了一个崭新的发展阶段。2016年4月全国政协召开第49次双周协商座谈会，以推进安宁疗护工作为主题，李秀华理事长做了“护士是推进安宁疗护工作的重要力量”的主题发言，积极地促进了安宁疗护工作的发展。

近些年来，虽然我国安宁疗护工作取得了众多卓越的成绩，但其发展仍受到制度不完善、民众认知度不高以及安宁疗护人员缺乏等多种因素的阻碍。目前我国老龄化问题尤为突出，研究预计2025年前后，65岁及以上老年人口比例将达到总人口的14%[①]，因此整个社会对安宁疗护的需求日益增加。随着我国社会经济的发展、环境状况的变化及城乡居民生活水平的提高，疾病谱也逐渐发生了改变，慢性病的发病率逐年提高，据不完全统计，恶性肿瘤是我国居民死亡人数最多的疾病[②]。晚期恶性肿瘤的姑息照护模式现已进入医疗健康照顾体系，安宁疗护则是姑息照护模式在疾病终末期的具体实践。党的十九大报告指出，实施健康中国战略，要为人民群众提供全

---

① 朱丽娜，马丽俊，刘亚光，等．宁养服务中满足患者需求对癌症患者心理康复的影响［J］．中国医药指南，2018，16（20）：202；204.

② 李玉梅，黄海．关于社区临终关怀发展模式的SWOT分析与思考［J］．中国医学伦理学，2015，28（2）：178－180.

方位的健康服务。安宁疗护符合十九大报告精神，已经成为我国时代发展的迫切需要。

二、国外安宁疗护发展

（一）英国安宁疗护发展

英国的安宁疗护事业一直处于全球领先地位，其安宁疗护教育培训开展也很早并设有“死亡教育课”，国民的认知度及参与度均较高，制度建设完善，1988 年英国将缓和医学定为医学专科，向不治之症患者提供一种积极性、整体性和人性化的医疗团队照护。其基本特点是服务机构数量多、覆盖面广、专业水平高、普通民众参与程度高。服务类型主要包括住院服务、日间服务、家庭安宁疗护、社区护理等。大多数安宁疗护是在以社区为基础的环境中提供的，包括家庭护理/家庭安宁疗护、门诊服务和安宁疗护日托。截至 2016 年底，英国安宁疗护医院约有 220 所，并实行全民公费医疗，每年为英国 20 多万临终和生命受限的患者提供护理服务，且这个数字一直在增长。

（二）美国安宁疗护发展

美国安宁疗护开始于 1974 年。1982 年美国政府在医疗保险计划《老年人的卫生保健计划》中加入了安宁疗护的内容。这项政策的出台为安宁疗护在美国的发展提供了财政支持，同时也为其发展奠定了基础。由于政策的支持，各州市相继成立了安宁疗护服务机构。此时美国的安宁疗护服务在处理复合性疼痛及症状管理方面得到了增强，安宁疗护组织由小的自愿组织发展到正规的盈利或非盈利性机构。

1996年美国的晚期癌症患者中接受安宁疗护的比例已达到43.4%。如今，美国国家安宁疗护组织（National Hospiceo Organization，NHO）在50个州运行，绝大多数的美国医院已提供安宁疗护服务，且有独立的机构_ 安宁疗护和姑息护理协会附设的培训认证机构（National Board for Certification of Hospiceand Palliative Care Nurses，NBCHPN）对从事安宁疗护的安宁疗护护士进行资格认证，这为美国安宁疗护专科护士的培养以及专科事业的发展起到了促进作用。

在美国，提供安宁疗护服务的机构按照经营机制主要分为政府组织、盈利性机构、非盈利性机构、不确定类型四类；按照组织结构主要分为隶属于某一法人机构、独立法人、不确定类型三类。

美国多数安宁疗护照料由医疗保险提供。在医疗保险计划中，安宁疗护为有医疗保险的患者提供全程服务，并包含所有的药物和设备。美国的医疗保险安宁疗护福利包括：（1）护理服务；（2）内科医师服务；（3）药物和生物学治疗；（4）内科、手术、语言治疗；（5）家庭保健援助和居家照护；（6）医疗和医疗器械支持；（7）短期住院患者照护；（8）医疗社会服务；（9）精神、饮食和其他咨询；（10）经专业培训的志愿者；（11）丧葬服务。

（三）澳大利亚安宁疗护发展

早在19世纪初，澳大利亚就已经提出《国家慢性病策略》和《国家姑息治疗策略》，同时建立慢性病自我管理系统，为慢性病患者和老年人的安宁疗护提供政策上的保障。其中全人服务是澳大利亚慢性病安宁疗护最大的特点，为慢性病患者提供“四全服务”，即“全人、全程、全队和全家”服务。

2000年澳大利亚制订了《国家缓和医疗战略》，并得到所有辖区的认可，其在2010年更新，力求提高缓和医疗服务的覆盖面。

为提高护理质量，澳大利亚在2006年开始实施《缓和医疗结局协作》质量改进计划，对接受不同服务的患者的结局指标进行了基准测试。2006年开展了针对13项关键举措的国家缓和医疗自我评估项目，通过现有的质量改进和认证周期来改善质量、支持服务。

健康老龄化是澳大利亚国家政策基础，2012年由联邦政府资助的“living longer-living better”的老年护理改革计划提出开展老年姑息护理咨询服务，旨在提供更好的支持以解决患者未满足的缓和医疗需求。

此外，澳大利亚制订了以循证为基础的缓和医疗指南，较完善的政策和制度极大促进了澳大利亚安宁疗护的发展。

研究表明，2011年澳大利亚有接近147000人死亡，其中70％的人享受了安宁疗护带来的益处。

（四）日本安宁疗护的发展

在亚洲，首先进行安宁疗护的是日本。

1938年日本颁布了《国民健康保险法》，1962年普及了健康保险，医疗保险体系由雇佣者保险、国民健康保险、老人保险三部分组成。

1990年日本山口红十字会医院成立了安宁疗护研究会；1991年，日本成立了安宁缓和医疗协会并设立安宁疗护病房。为了适应社会需求，日本于1997年10月制订了《长期护理服务保险法》，2000年正式实施，该保险法以65岁以上生活需要照护的老人和40岁以上生活不能自理的患者为对象，经过专家鉴定委员会认定，方可享受保险服务；2001年5月，日本、新加坡、马来西亚等15个地区及国家成立了“亚太安宁缓和医学学会”，这是全球第一个推动安宁疗护的国际组织。

2007年日本颁布了《癌症控制法案》，推动了安宁疗护的发展。为了顺应安宁疗护需求的增加。相关的研究生教育正通过医生的继续医学教育管理与评价陆续开展，已有超过3万名内科医生参加了“舒缓医学症状处理重点项目”（PEACE项目）的培训。

第三节　安宁疗护的理论基础

一、需求层次理论

马斯洛于1943年在《人类动机的理论》一书中提出了需求层次理论。马斯洛认为人的基本需求有不同的层次。按其重要性和发生的先后顺序，由低到高分为5个层次：生理需要、安全需要、社交需要（亦称为爱与归属需要）、尊重需要、自我实现需要，如图1-3-1所示。

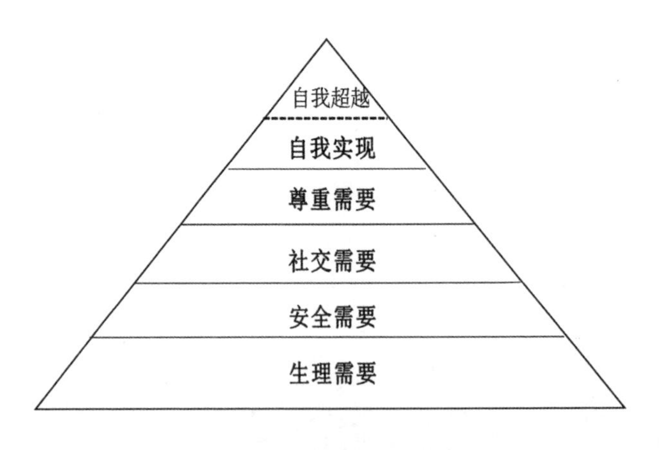

图1-3-1　需要层次理论

（1）生理需求

生理需求是人类维持自身生存的最基本要求，是级别最低的需求（如：空气、水、食物、健康、性欲等），其他需求的满足都是以此为基础的。基于上述假设，只有生理需求得到满足时，其他需求才具备激励作用。

（2）安全需求

安全需求同属于低级别的需求（如生活稳定、人身安全，以及免遭痛苦或疾病等），这一需求是在生理需求获得满足后而产生的。当然，一旦该需求得到满足，便也失去激励作用。

（3）社交需求

情感需求属于较高层次的需求（如友情、爱情、隶属关系等），它同前两层次需求一样，通过外部条件即可得到满足。个体都希望能与外界保持融洽的关系，渴求融入一个团体中，并能与团体成员相互联系，互相提供支持。渴望自身既具备爱人的能力，也有被他人爱的能力。

（4）尊重需求

尊重需求属于高层次需求（如名声、成就、晋升机会、社会地位等），一般将其分为内部尊重和外部尊重。内部尊重一般属于人的自我尊重，它指的是，无论处于何种情境，个体都希望自身充满实力与信心。外部尊重是指个体希望自身的能力能够得到社会认可，自身成就可以获得外部的高度评价，同时希望自己在社会中有地位，能受到他人的尊重。

（5）自我实现需求

自我实现需求是该理论中最高层次的需求，它是基于前四项需求获得一定程度上的满足而产生的需求。它是指个体的能力得到最大程度的发挥，理想与抱负得到实现，个体能够高效地完成与自身能力相匹配的任务。

（6）最高需求

马斯洛在其晚年又加了第六需求，即最高需求，用超越个人、超越灵性，以宇宙为中心的天人合一的文字进行描述，解释了为什么有一些没有超越性经验的人依然在自我实现后能够坦然面对死亡，获得完美感。

这一理论对安宁疗护的发展具有重要意义。安宁疗护关注临终患者的灵性照顾，帮助患者探寻生命本来的价值与意义，实现自我超越，安宁地度过生命的最后阶段。

马斯洛需要层次理论在安宁疗护实践中具有重要应用。按照该理论，首先要满足最低层次的需要，即生理需求。对于癌症晚期的老人来说，缓解癌痛等身体疼痛是最首要的需求；当生理疼痛有所缓解之后，患者会考虑精神、心理和社交等方面的需求。因此，接受安宁疗护服务是为了解除痛苦而不是因为各种放射性治疗加重病痛。

马斯洛后期提出的自我超越需求，某种程度上类似于灵性需求，对满足一些宗教信仰者临终阶段的灵性需求具有重要意义。

二、症状管理理论

症状管理理论（Theory of Symptom Management，SMT）是美国加州大学旧金山分校护理学院症状管理系成员的合作成果，最初于 1994 年以《UCSF 症状管理理论》出版。该理论属于中域理论，将症状管理描述为发生在护理领域的多维过程。2001 年，多德（Dodd）等人提出 UCSF 症状管理模型，该模型于 2008 年更名为症状管理理论。SMT 包括 3 个相互关联的维度：症状体验、症状管理和症状结局，三者的关系如图 1-3-2 所示。

该理论强调，准确评估症状和功能是症状控制的重要环节，对照护计划的制订和实施有重要意义。国外研究证明，针对重症或绝症患者进行积极的症状管理，可有效改善患者及其亲属的生活质量。2017 年，耶茨（Yates）等将 SMT 与安宁疗护相结合，讨论了晚期癌症患者并发症状机制的复杂性，并基于 SMT 对并发症进行多维思考，通过对患者进行全面、系统的症状评估，指导个性化癌症管理方案的制订。

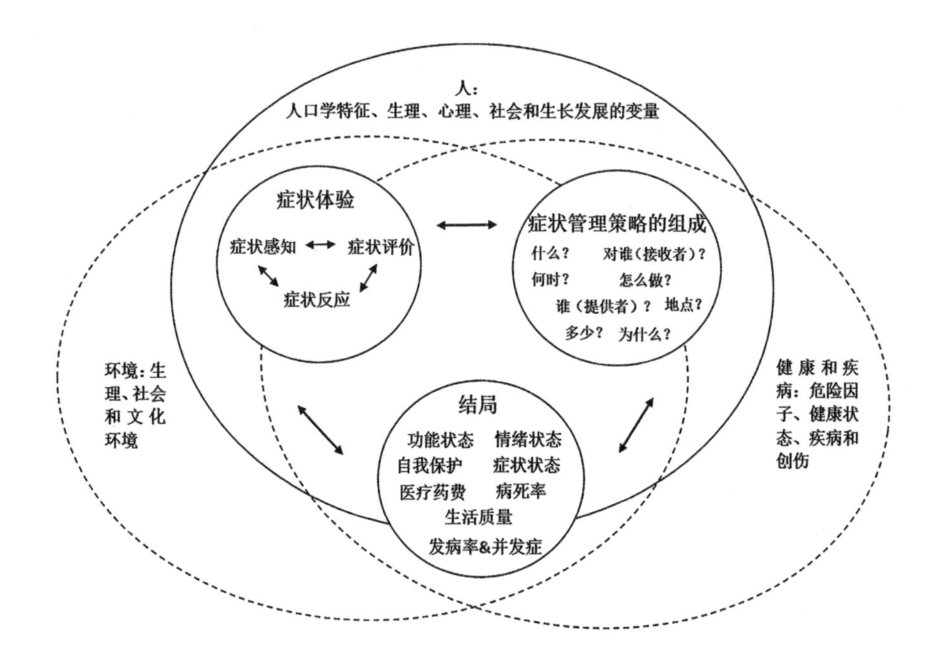

图 1-3-2　症状管理理论模式图

目前，国外症状管理研究主要侧重于疼痛相关症状群的管理。国内学者也以 SMT 理论为指导开展了相关研究，包括癌痛管理健康教育、癌因性疲乏管理等，并取得了积极成效。

三、舒适护理理论

该理论由科尔卡巴（Kolcaba）提出，其理论框架由患者需求、干预措施、干预协变量、寻求健康行为、机构完整 5 个核心概念组成，如图 1-3-3 所示。

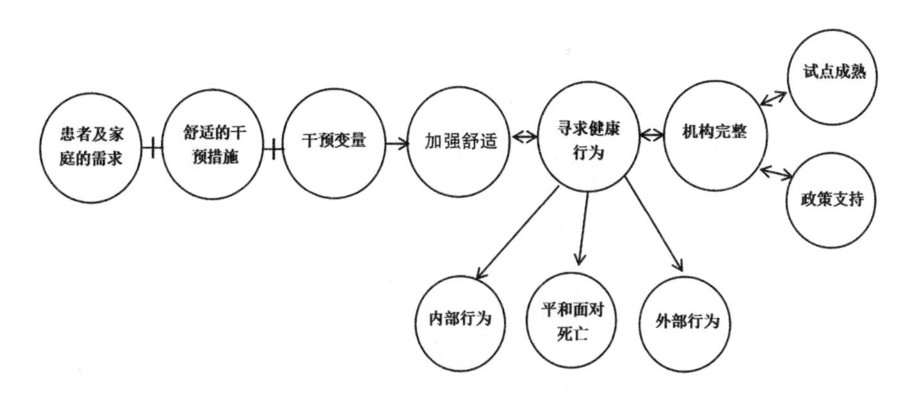

图 1-3-3　舒适护理理论模式图

舒适护理理论强调，应注重患者的生理、心理、社会及灵性方面的需求，尽力帮助患者实现身体舒适（尤其是无痛）、心理状况稳定、社会关系和谐及信仰等方面的需求。近年来，一些国家已在培养和提升护士综合素质的课程中融入舒适护理理论。研究显示，开展舒适理论相关培训，可提高参与临终沟通及安宁疗护工作护士的信心和满意度。也有学者基于临终关怀、姑息治疗和跨学科教育的临床及非临床研究，提出新的舒适理论模型，提供了舒适度组成部分的简要概述。其强调，护士在晚期癌症患者护理中要体现以人为本的理念，并提出将舒适模式融入护理教育的建议。

目前，国内外一些医疗机构通过设立舒适护理病房，让患者能够无痛、舒适、有尊严地逝去。

四、和谐护理理论

该理论起源于中国传统文化，以儒家和道家思想为支撑，将中医学养生理论中的和谐意识、孝悌思想“整体人的科学”理论相融合。“和”即一切人的观念、思想的集合，“谐”即一切物的集合。此理论强调物我合一、融会贯通，贴合安宁疗护的主题。

传统文化视角下，和谐护理理论的基本框架分为 3 个部分。首先是“物我合一”，即环境与个体间保持和谐；其次是建立“和”（文化人际）“谐”（程序步骤）机制，最后是通过人际互动达到和谐护理的状态，如图 1-3-4 所示。

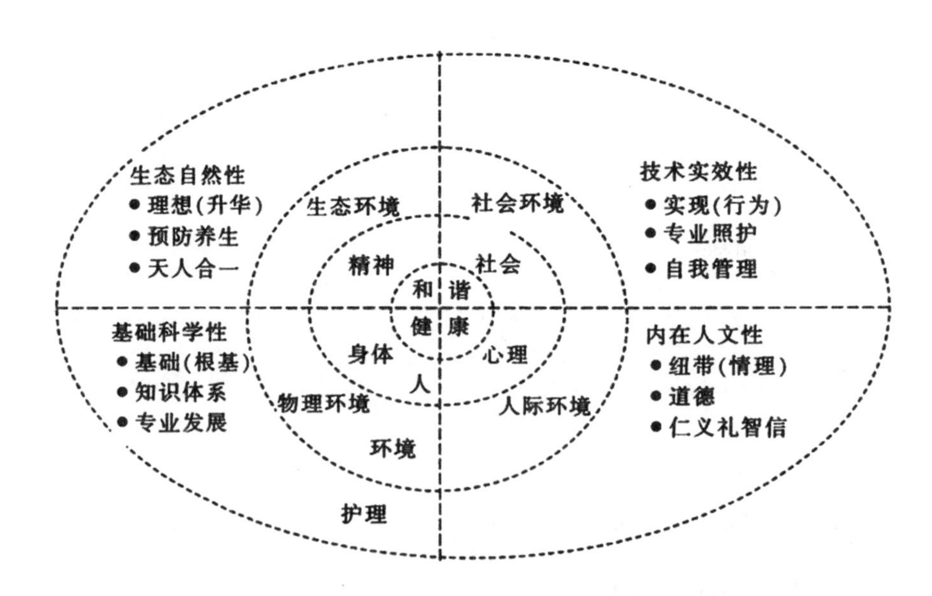

图 1-3-4　和谐护理理论模式中健康、人、环境、护理的相互关系

关于和谐护理理论的应用研究多集中于国内，国外鲜有相关报道。有学者通过德尔菲专家咨询法构建了基于和谐护理理论的安宁疗护患方结局评价指标，具体包括：身体和谐（症状控制），心理和谐（情感和谐、哀伤辅导/丧亲支持），社会和谐（信息支持、后事安排）及精神和谐（宗教信仰、生命意义、个人心愿、家庭事务）。

五、关怀科学模式理论

美国护理学专家吉恩·沃森（Jean Watson）首次提出在护理过程中要将人文的“关怀”（Caring）与理性的“科学”（Science）结合在一起。在1979年出版的专著《护理：照护的哲学和科学》中，她提出了“关怀科学模式”。

在书中，她具体阐述了要改变当下护理范畴被医学范式和传统生物医学模型定义的局面，提出了“护理关怀—疗愈范式”。她认为每个人都具有独特的价值、潜能及尊严，这种尊严只有在人与人之间的互动中才能体现出来。为了实现“人的尊严”，她提出了关怀科学模式过程需要具备“十大关怀照护要素”：

（1）构建一种善良与爱人的利他主义价值体系。

（2）灌输信念与希望并尊重他人。

（3）通过自身的信念与实践实现对自我及他人的敏感认知。

（4）形成“助人—信赖”的关怀关系。

（5）聆听时要接受并增进正负向感受的表达。

（6）运用科学方法来关怀决策。

（7）实现个人需求与理解风格下的教与学。

（8）提供尊重人类尊严基础上的物质和精神自我创造的疗愈环境。

（9）协助满足身体、情感和精神层面的需求。

（10）对治愈中的神秘、奇迹及未知事物持开放态度。吉恩认为，如果没有上述10个要素，护士将无异于医疗系统中的技术工人。

1985年，其又一次对该理论进行了扩充，在专著《护理：人性科学和人性照护》阐述了超越个人的关怀时刻是充满爱的能量场。

福塞特（Fosette）将这一理论模式与具体的实践应用方法结合起来，包括有意识地使用声音、视觉、触觉，味觉、心理认知、动觉方法和关怀意识，主要体现为：

（1）有意识地使用听觉方式，如音乐、自然之声及熟悉的声音。

（2）有意识地使用视觉方式，如光、色、形、质和艺术作品。

（3）有意识地使用嗅觉方式，如芳香疗法、呼吸工作、呼吸新鲜空气。

（4）有意识地使用触觉方式，使用触摸疗法和触压按摩疗法。

（5）有意识地使用味觉模式，主要是饮食中的特定食物。

（6）有意识地运用心理认知方式，通过故事来讲述思维和想象的重要性。

（7）有意识地运用动觉模式，如基本皮肤护理、深层按摩和深层细胞组织工作。

（8）有意识地将“关怀意识”作为形式，关注身体存在、心理存在和疗愈存在。

2010年，吉恩打破护理职业限制，针对“能量场”提出“全球护士关怀能量场项目”，推动了关怀科学模式的进一步发展。

关怀科学理论模式以人本主义价值体系为基础，重点是形成一种和谐的护患关系，构建患者与护理人员在精神层面上的联系，而非仅仅的基本身体护理。具体在安宁疗护实践中，本书认为应体现在以下方面：

（1）以临终患者及其家属为中心，给予真心的关爱和真诚的关怀，使患者在“生存—临终”的情景中，保持高品质的存在与生活，以保护和捍卫患者的人格与尊严。

（2）提供温馨的居住环境，并给予良好的生活照顾、全方位的优质护理、控制症状缓解痛苦、协助临终患者完成未了的心愿，满足灵性照护的需求。

（3）安宁疗护服务团队应关注和重视临终患者家属，做好沟通交流和哀伤照护。

六、新公共服务理论

新公共服务理论最早是由美国的登哈特（Denhardt）夫妇于2000年在 Public Administration Review 期刊中的一篇名为“The New Public Service: Serving Rather Than Steering”中提出，新公共服务理论内涵涵盖多个层面：

首先，政府职能的转变。新公共服务理论认为，政府角色身份应该从之前的掌控者逐渐转向服务者，政府的主要职能应该是为居民提供便利的方式以解决各项公共服务问题，政府应充分发挥服务者的角色功能与社会非营利组织、私营企业一同寻找最优解决方法，但注意政府应服务于人民，对人民负责，满足人民的需求。政府的责任并不是单一的，而是呈现出明显的多元性与复合性，除了履行法律和政治的义务外，政府还应关注价值观、公民利益与职业道德标准，承担一系列社会的专业与民主责任。

其次，实现公共利益的目标。政府在制订各项政策方案过程中，应该时刻以集体的、公众的、共享的理念为支撑，通过深入了解居民需求，采用与公众直接交流的方式，拉近群众与干部间的距离。同时，吸引社会各界力量共同参与，战略地思考，民主地行动，从而建立具有群众基础的社会共同目标。

最后，政府的关注点应由注重生产效率转向重视人的发展。当下基本生活需求得以满足后，更加注重人的自我实现需求，如赢得社会尊重等。政府应更加关注公民的权利与服务，公共资源的最终受益者是全体社会公民，政府在社会服务中应该充分尊重社会公民的权力，给予公民更多的机会参与到多项利民的政策制订与执行过程中。

新公共服务理论是对新公共管理理论的进一步发展与完善，本质上反映了不同历史时期人们对公共服务需求的不同。与传统公共管理理论相比，新公共服务理论更加关注人的价值，更加适应现代社会的新发展，体现与时俱进的理念，是一种新型政府管理模式。公共服务提供需要依赖新的理论指导，新公共服务理论中注重政府职能的转变、对公民权利及服务的重视、对公共利益的强调、对人的重视以及社会价值的关注，都为完善新公共服务标准体系的制订与实施提供了有效的借鉴，从而为安宁疗护的服务和发展提供理论基础与探索。新公共服务理论发展最突出的特点就是政府在服务提供中摆脱了掌舵者的角色。政府主要职能不在控制和驾驭上，而是在于倾听社会公民切实需求，帮助他们提供社会服务，实现共同目标。新公共服务理论吸收了传统理论精华的同时，更加关注当代的主流民主价值，摒弃了过去企业家政府的缺陷，打造更加广泛、全面、合理的框架体系，无论从理论意义还是实践意义来说，都有极高的社会价值。安宁疗护关注的开展需要政府重视人的生命最后一程，提供多样化的服务模式，满足患者差异化需要。

公共服务的提供既是社会文明进步的标志，同时也是政府职能的有效体现。安宁疗护服务的出现，体现了人们思想观念的转变、生命质量意识的提升。一直以来，政府都在努力扮演好“掌舵者”的角色，侧重对服务的主体把控，却忽视了社会多元力量的共同参与。安宁疗护服务就是要以政府为主导，倡导并鼓励社会多元主体共同参与社会福利事业，从而降低政府的财政支出压力，丰富市场上的服务提供形式，满足不同患者的多样化需求。

安宁疗护并不是独立的存在，它需要社会各界力量的支持，共同承担这一伟大事业，促进经济社会优质向前发展。安宁疗护是一项善终服务，是人道主义的体现，旨在减轻患者痛苦、为其提供舒适照护。安宁疗护服务可以有多种类型选择，满足不同层次患者的实际需求，给予不同类型家庭多种选择，可以在政府与市场之间寻找一个切入点，创新安宁疗护服务模式，建立家庭病床与社区中心的联动机制，构建一个一体化、综合化的社区居家安宁疗护服务模式，提高患者临终期的整体生活质量，保证患者具备死亡的尊严。

七、King's 达标理论

1981 年，美国著名护理专家伊莫·詹妮·金（Immo Jenny King）提出互动系统开放结构和达标理论，该理论框架主要是围绕人际间互动系统形成的，为护理概念的发展和护理知识的运用提供了一种新的方法。目前，该理论已广泛运用到安宁疗护领域中。为了使护患在一个特定环境中达到一个共同目标，该理论提出了个人系统、人际间系统和社会系统模块，涉及的主要概念有互动、沟通、应激、时间和个人空间。围绕共同达标的目的，双方必须不断沟通与交流。通过相互作用达到共同制订的目标。

这一互动过程包括评估、计划、执行和评价四个方面：

（1）评估

King's 达标理论强调护理人员应该从个人系统、人际间系统、社会系统三个方面深入感知、评估临终患者的社会背景与角色期待的重要性。如护士对临终患者个人系统的评估，包括患者的疼痛情况、心理状态等方面的情况；对人际间系统的评估，如护士和患者角色的适应情况、护士与患者之间能否有效沟通。在安宁疗护的疗护过程中，通过友好互动交流建立起两者之间的相互信任关系是良好护患关系形成的基础，也是顺利实现安宁疗护目标的前提。

（2）计划

根据临终患者的评估结果，确认计划目标。当护患双方的意向达成一致时，两者要共同努力达到目标。在设置目标的过程中，护士要运用自己专业的知识和技能，与患者进行互动与沟通，从而建立和谐的护患关系，以期能制订共同的目标和达到最终目标。其中制订的目标应具体明确、应用方便，且容易实时评估。

（3）执行

为了实现护患双方决策和共同制订的目标，护士和患者相互作用，进行各项促进达到目标的行动。在这个过程中，护士要积极帮助患者面对现实，做好死亡教育；提供舒适护理，舒缓内心不适（癌症疼痛控制、临终护理）；鼓励患者家属积极面对，做好思想工作等。

（4）评价

是否达到目标是判断护理过程是否有效的标准。该理论认为未达到目标的原因是多方面的，如资料收集不准确、分析不正确，护士感知错误、知识缺乏，或是护士、患者、系统间交流障碍等。达标理论强调护理的重点是促进护士与临终患者在护理活动过程中共同作用，鼓励临终患者主动参与。这就促使安宁疗护服务团队需要注重建立和谐且互动良好的护患关系，讲究有效沟通，充分尊重临终患者（图 1-3-5）。

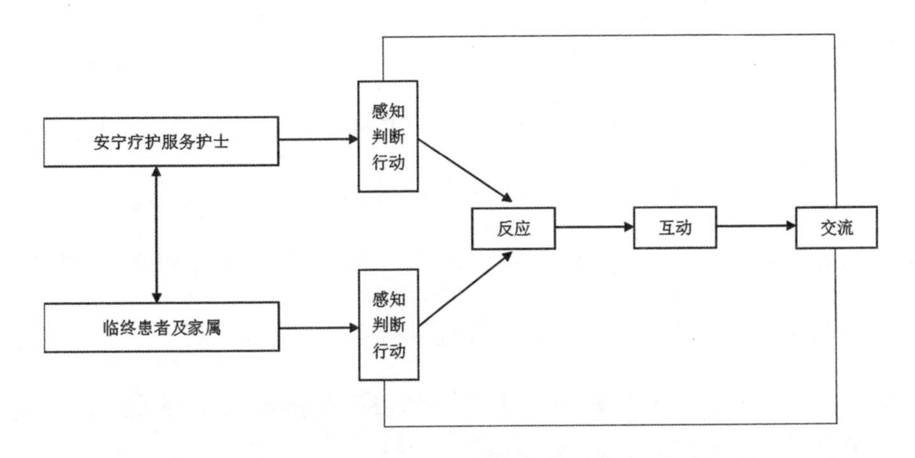

图 1-3-5 护理人员与服务对象互动过程

King's 达标理论认为，护理是护士与患者及家属相互沟通，制订目标并实现目标的互动行为。因此，在安宁疗护护理过程中要注意以下两点：

（1）帮助临终患者及其家属面对现实，做好死亡教育。受长期传统文化的影响，临终患者及家属不愿正视现实，讳言死亡。因此，医护人员应根据患者的情绪状态及接受程度，通过恰当的方法告知患者病情。通过与患者及家属推心置腹地讨论，使患者及其家属正视现状，同时也增强对安宁疗护团队的信任感和安全感，然后有针对性地进行死亡教育，以解除其对死亡的种种顾虑和不安。在有限的时间里尽量提高生命质量，维护患者的尊严，增强其心理承受能力，达到使其安然接受死亡的实事。

（2）改善临终患者居住环境，营造人文关怀的良好氛围。为临终患者提供一个温馨宁静的家庭式的环境，满足晚期患者在生命最后阶段对生活环境的需求。比如增强室内色彩，多选用温馨、舒适的暖色调，鼓励患者在病房内摆放自己喜爱的物品；室内家具和设备贴近生活，注重方便、实用，配置电视、报纸等与外界交流的工具，在病房内设置专供晚期家属使用的厨房，满足患者对饮食的特殊需求；保持病房安静，空气新鲜，温度适宜；同时，还应积极鼓励、组织并安排晚期患者参加各种文娱活动，提高患者的生命质量。

第四节　安宁疗护的核心要素与服务模式

一、安宁疗护的核心要素

安宁疗护的核心要素主要为以下 10 个方面。

（一）服务对象

安宁疗护服务对象具体为：

（1）有先天性损伤，需要提供生命维持治疗和（或）需要长期护理者。

（2）患有急性、严重危及生命疾病的患者，如严重创伤、白血病、急性脑卒中等，疾病本身及其治疗对生活状况造成明显的负担，并导致生活质量降低者。

（3）患有慢性进行性疾病者，如周围血管性疾病、恶性肿瘤、慢性肾衰、肝功能衰竭、进展性心脏病或肺疾病、神经退行性疾病、痴呆等。

（4）承受其他创伤引起的慢性疾病患者和生活受限的伤痛患者。

（5）身患严重疾病或绝症的患者，并且不可能恢复或稳定者，如临终老年痴呆症、恶性肿瘤临终或严重的致残性卒中、临终艾滋病等。

（二）以患者及家庭为中心

家属是为患者提供支持和与患者有重要关系的人，作为照护小组成员之一，可以是患者家属、未成年人或没有决策能力患者的代理人。应尊重每位患者及家属的独特性，并由患者及家属在医疗团队的决策支持和指导下共同制订护理计划。

（三）安宁疗护时间

理想的安宁疗护开始于“威胁生命”或“衰弱状态”诊断明确时，并延续至治愈或死亡及家庭的居丧期，临床上需要安宁疗护的大多为临终患者。

（四）全面照顾

安宁疗护采用一个多层面的评估，以确定并通过预防或缓解生理、心理、社会及精神上的不适来减轻痛苦。医护人员应定期帮助患者及家属了解病情变化及这些变化的含义，及时调整医疗照护目标。安宁疗护需要经过评估、诊断、计划、干预、监测等临床过程。

（五）跨学科团队

安宁疗护团队必须精通与患者相关的医疗护理服务，并扩大到基于服务需要的专业范围。包括来自于医学、护理学和社会工作的专业人士组成的核心小组，还包括心理医师、药剂师、护理人员助理和家庭服务员、营养师、语言治疗师、居丧协调员、宗教师，以及职业的、艺术的、戏剧的、音乐的和儿童生活治疗专家，个案经理，训练有素的志愿者等。

（六）注重痛苦的减轻和沟通技巧

安宁疗护的主要目标是防止和减轻众多不同的疾病及伴随治疗带来的痛苦，包括疼痛和其他症状困扰。有效沟通技巧对于安宁疗护非常必要，沟通对象不仅是患者，而且还包括与患者和家属及其相关人员的沟通，内容主要有信息共享、积极倾听、确定预设目标、协助医疗决策等。

（七）临终及丧亲者的护理技巧

安宁疗护专家小组必须了解患者预后、濒死期的症状和体征，了解患者死亡前后相关的护理和患者及家属的支持需要，包括特定年龄的生理和心理综合征、正常和异常的悲痛等。

（八）护理的连续性设置

安宁疗护是所有医疗服务系统的整合，即医院门诊、急诊科、疗养院、家庭护理、社区及其他环境等，安宁疗护团队与这些机构的专业护理人员合作，以确保整个团队的服务模式和家庭护理环境之间的协调及安宁疗护的连续性，主动管理以防止危机的发生和不必要的转介。

（九）公平获得安宁疗护

安宁疗护团队应致力于使所有年龄阶段的患者人群、所有诊断类别、所有医疗机构，包括农村社区，不分民族、种族、性别取向及支付能力，平等地得到安宁疗护的权利。

（十）质量评价与改进

安宁疗护应致力于追求高品质的护理，确定需要实施、保持和发展有效质量

评价和绩效改进计划。优质的安宁疗护应具有以下特点：

（1）及时性：在正确的时间给正确的患者提供服务。

（2）以患者为中心：以患者和家庭的目标及选择为基础。

（3）有益和（或）有效性：治疗护理过程、治疗护理效果和结局对患者有明确的重要影响。

（4）可行性及公平性：提供给所有需要的、能从中受益的人。

（5）科学性：促进以循证为基础。

（6）高效性：目的在于满足患者的实际需要，不浪费资源。

二、安宁疗护的服务模式

(一) 住院服务模式

1. 医院安宁疗护病房服务模式

综合性医院由于设备先进、医疗技术高超等多种原因成为广大病人就医的首要选择，但是广大医务工作人员往往受传统死亡观念的束缚，倾向于注重医学“优生、良活”的本体功能，而忽略“安死”的功能，因此从病人的角度出发，综合性医院设立安宁疗护病房或中心成为迫切的需求。有研究显示，截至 2016 年，

北京市已有 93 家医疗机构登记注册有临终关怀科，其中综合性医院仅有 11 家。[①]

虽然上海开展安宁疗护服务时间较早，但截至 2016 年仅有 84 家安宁疗护机构，其中 76 家为社区卫生服务中心。由此可见，中国实施安宁疗护服务的综合性医院还为数不多。

具体来说，医院安宁疗护病房服务模式就是在综合性医院中划出一个病房单元，作为安宁疗护病房。其优点是容易设立，可利用现成的病房设备与现有的专业人员。缺点是受限于原有的硬

---

① 曹梅娟，郭小璐．我国居家老年临终患者家属照顾者的现状及发展思考［J］．护士进修杂志，2012，27（17）：1547—1549.

件设施，不一定能满足临终患者的特殊需要，工作人员受限于整个医院的体制，有时也难以达到安宁疗护应有的要求，例如病床数与护理人员的编制等。

2. 独立安宁疗护医院服务模式

独立安宁疗护医院服务模式大多属于英国模式，独立的安宁疗护医院硬件设施像家庭般温馨，病房如同家中卧室、家中客厅般的会客室、安静的祈祷室及美容院等。庭院设计可以让患者徜徉于大自然中享受生活的品质。独立安宁疗护医院所有的硬件设施、每日医疗服务内容、工作人员的训练，都是针对临终患者的特殊需要设置的，使患者能够如身处家中一般，甚至在比家更美好的环境中度过余生。但也存在一些缺点，诸如需要昂贵的建筑经费及经营成本。

3. 医院安宁疗护小组服务模式

医院安宁疗护小组服务模式，即在综合性医院中设立安宁疗护小组，以协助其他专业人员照顾散住在医院各病房的临终患者，包括安宁疗护专业人员的会诊、咨询、暂时集中疗护等，以满足临终患者的特殊需求。缺点是安宁疗护小组只有在病房的医护人员主动咨询时才提供协助，否则患者也不一定能得到安宁疗护。

（二）延伸服务模式

1. 居家疗护

对有家庭且能回家的患者而言，在急性症状控制稳定之后，宜转为居家安宁疗护，亦可延伸至护理院等，可大幅降低住院成本，且更贴近患者的需求。居家疗护需要家中至少有一人能陪伴患者身旁，专业人员定期随访，使患者能够安心住在家中，在最熟悉的环境中度过人生的最后时光。

老年居家临终关怀是现阶段我国应用较多且最易于大众接受的一种临终关怀形式。帮助照顾者对在照顾过程中出现的问题进行研究分析并及时解决，可以增加照顾者的积极感受，提高其照护能力，从而改善临终病人的生活质量，对提高我国临终关怀事业的发展有积极的推动作用。基础护理是对临终病人的基本尊重，护理中应尽量帮助病人完成基本的生理需求，增强其舒适感。护理内容包括饮食护理、睡眠护理、口腔护理及皮肤护理等。而相比于其他照护模式，家庭型照护在病人饮食、睡眠方面均有很强的优势。

2. 日间疗护

有些患者家属需要白天上班，患者无人陪伴，这种情况下，患者可在日间照顾中心接受安宁疗护，傍晚送患者返家休息，在家就寝，晚上家属下班后可与患者共进晚餐。

3. 门诊疗护

门诊疗护适合于通勤的安宁患者，经由门诊照护，患者除可接受专业团队咨询和安宁疗护外，亦能享受舒适的居家环境。

4. 社区疗护

临终患者若无条件限制，多数期待回到原来居住的社区或家中过世，因为大多数患者都希望在最熟悉的家中和有家人的陪伴时去世。所以更需要政府政策的引导，推行社区安宁疗护服务模式。

社区医疗机构临终关怀开展的服务内容主要包括基础护理、心理护理、疼痛护理（药物治疗和非药物治疗）以及对病人和家属进行死亡教育。但是社区临终关怀的开展仍存在许多问题，如从事临终关怀的专业人员学历层次较低、总体素质不高，其具备的专业知识水平有限；服务对象仍局限于晚期癌症病人以及老年病人；资金不足等问题也进一步影响制约了社区医疗机构临终关怀事业的发展。

（三）临终反向关怀模式

临终反向关怀模式中，关怀行动的主体是临终者，接受关怀的客体是家属及照顾团体。临终反向关怀的具体方法可分为言语反向关怀、行为反向关怀、物品反向关怀和精神反向关怀。

这种从言语到行动再到精神层面的顺序在西方国家是符合逻

辑的。但在中国传统及社会文化中，国人认为“言多不如一行”，言语上的表达显得虚伪，大多数人羞于用言语表达情感，采用非语言的行动是国人关怀家人的首选。照护者主要围绕“立言、立功、立德”的临终反向关怀内容为临终病人提供临终反向关怀服务。

具体来说，立言方面可以对家属道谢、道歉、道爱、道别；立功方面可以放下自己的坏脾气，给予亲属一个小小的亲吻、一个微笑等；立德层面可以将自己勇敢、乐观面对当前病痛的精神留给家人，给予家属精神支持，留下精神财富。照护者为临终病人营造临终反向关怀的家庭氛围，鼓励其与亲属就彼此感受进行深度对话，坦诚交流，练习互相理解与包容。临终反向关怀为本土化临终关怀服务的开展提供了一种崭新的思路。

（四）综合型服务模式

现如今，“家庭—社区—医护人员”的综合型服务模式渐渐出现在大众视野中。该模式认为，临终关怀模式应由家庭、社区和医护人员发挥主要作用。其中家庭要承担患者临终照护的主要责任，包括生活照护、心理抚慰等；社区要提供支持服务，组织社工和志愿者进行募捐、社会支持等；医护人员要为临终患者提供专业的临终关怀服务，指导家属更好地开展居家临终关怀服务。同时该模式还提出要将保险公司纳入临终关怀服务中，保险公司要承担家庭支付之外的部分费用。而且从护理人员角度阐述了团队协作在临终关怀服务中的核心作用，强调加强志愿者队伍建设。

综上所述，我国安宁疗护有多种服务模式。近年来虽然有所发展，尤其在癌症临终期和老年病人中，但由于多种原因，如起步时间较晚、人们受传统死亡观念的束缚、专业培训和知识的匮乏等，安宁疗护事业仍需进一步发展，未来的道路任重而道远。安宁疗护服务模式仍需积极探索和实践，需要国家资金的投入、政策的扶持以及当地需求和资源的支持。

/ DI 2 ZHANG /

第二章

安宁疗护基本问题

本章概述

本章主要对安宁疗护的基本问题进行分析阐述，重点包括如下三方面内容，分别为安宁疗护中的管理问题、安宁疗护中的伦理问题以及安宁疗护中的教育问题。

第一节　安宁疗护中的管理问题

对于安宁疗护来说，最重要的便是质量问题，而想要保证安宁疗护的质量，最根本就是要着眼于“管理”。强有力的管理是安宁疗护真正获得成效的前提。

一、安宁疗护质量管理标准

安宁疗护病房应当按照以下要求开展医疗质量管理工作：

（1）建立质量管理体系，保证质量管理体系运行有效，健全并执行各项规章制度，遵守相关技术规范和标准，落实质量控制措施、诊疗护理相关指南和技术操作规程，体现人文关怀。

（2）严格按照诊疗护理操作规范开展相关工作，建立合理、规范的诊疗护理服务流程，实行患者实名制管理。

（3）建立日常工作中发现质量问题逐级报告的机制。出现较多或明显的质量问题时，应当及时组织集体分析研究、协调解决。

（4）科室负责人直接负责质量管理和控制，定期组织质量评价，及时发现问题，提出修改意见，对评价结果进行分析并提出持续改进措施。

（5）按照规定使用和管理医疗设备、医疗耗材、消毒药械和医疗用品等。对医疗设备进行日常维护，保证设备正常运行。

（6）建立患者医疗护理文书管理制度，医疗护理文书书写及管理应当符合国家有关规定。

（7）建立良好的医患沟通机制，按照规定对患者及家属进行告知，加强沟通，维护患者合法权益，保护患者隐私。

二、安宁疗护质量管理评价标准

（一）病房配备情况

1. 建筑要求

（1）安宁疗护中心的建筑设计布局应当满足消防安全环境卫生学和无障碍要求，如患者活动区域和走廊两侧应当设扶手，房门应当方便轮椅、平车出入等。

（2）科室需设有病房、护士站、治疗室、处置室等区域。

（3）病房每床净使用面积不少于 5 m^2，每床间距不少于 1.5 米。每个房间应当设置卫生间、独立的洗澡间和紧急呼叫装置。

（4）应设有患者室内、室外活动等区域与谈心室（评估室）关怀室（告别室）等区域。

2. 设备要求

（1）基本设备：科室须具备听诊器、血压计、温度计、呼叫装置、给氧装置、吸痰装置、气垫床、治疗车、晨晚间治疗车、病历车、药品柜、心电图机、血氧饱和度仪、超声雾化机、血糖仪、护理转运车等基本医疗设备。

（2）护理信息系统：科室具备医嘱处理系统，文书书写系统和不良事件上报系统。

（3）病房每床单元基本装置等其他设备。

3. 人员配备

安宁疗护中心实行医疗、护理、药师、营养师等多学科团队的治疗模式。

（1）至少有 1 名具有副主任医师专业技术职称任职资格的医师。

（2）每 10 张床位至少配备 1 名执业医师。根据收治对象的疾病情况，可聘请相关专科兼职医生进行定期巡诊，处理各专科医疗问题。

（3）可根据实际需求配置适宜的药师、技师、临床营养师、心理咨询（治疗）师、康复治疗师、中医药、行政管理、后勤、医务社会工作者及志愿者服务人员。

（4）至少配备 1 名具有主管护师专业技术职务任职资格的注

册护士。

（5）每 10 张床位至少配备 4 名护士，并按照与护士 1∶3 的比例配备护理员。

（二）医院组织

1. 组织机构

（1）由医院领导负责成立组织体系，包括创建科室、医务部、护理部、药剂科、麻醉科等相关科室负责人。

（2）建立良好的合作协调机制，定期组织对相关工作开展情况进行检查，及时发现问题并整改记录。

2. 管理评估

（1）医院有安宁疗护病房创建活动的计划，定期检查终末期患者治疗情况、医疗安全保障、患者生存质量、随访情况和病历质量等并记录。

（2）积极配合各级评审工作。

3. 组织管理

（1）以科室主任为组长，成立执行小组，设置专门的医护人员负责安宁疗护病房工作。

（2）安宁疗护病房医护人员熟练掌握相关文件，熟练掌握安宁疗护理念，能独立开展安宁疗护工作。

（3）建立医护人员定期培训制度，组织科室医护人员至少每半年接受1次安宁疗护相关培训，并有相关记录。

（三）科室组织职责

1. 症状控制

（1）建立各症状动态评估机制：患者入院后，医护人员及时对患者症状进行全面评估，并有记录。

（2）病程记录体现对安宁疗护患者各种症状评估及处理，并在护理记录单上有体现。

（3）保证疼痛药物可及性，缓解患者的疼痛。

（4）确保患者舒适管理，加强病房环境、床单位、口腔护理、肠内外营养护理、饮食、大小便及生活护理管理。

2. 心理支持和人文关怀

（1）建立心理状况动态评估体系：患者入院后，医护人员及时完成对患者的心理状况进行全面评估，并有记录。

（2）科室有心理评估工具、动态评估制度；具有防范住院患者心理危机相关制度及应急预案。

（3）科室有针对每例心理危机不良事件分析讨论，并有心理危机分析报告，资料完整。

（4）医务人员具有识别患者心理问题的能力，熟知心理评估流程，科室或院内具有进行心理危机干预的人员。

（5）医务人员心理评估和干预能力的培训与考核每年两

次，并有记录。

（6）科室具有人文关怀制度、人文关怀具体实施方案及措施，各种医疗操作及护理技术体现人文关怀理念。

3. 患者教育

（1）建立安宁疗护患者健康宣教制度，每月定期组织科普培训。

（2）病房设有安宁疗护相关内容、安宁疗护知识教育宣传栏。

（3）宣教内容包括安宁疗护理念推广、生死教育等相关内容。

4. 文书及制度落实

（1）落实患者知情同意制度，向患者及家属告知开展安宁疗护的目的、风险、注意事项等。

（2）具有不抢救知情同意书，向患者及家属告知不抢救的原则及内容等。

（3）具有安宁疗护患者处置流程，并有相关文件支持。

（4）具有死亡病例讨论及记录。

三、安宁疗护质量管理持续改进

加强安宁疗护质量管理，为社会提供高质量的安宁疗护服务是我们关注的重点。安宁疗护质量管理是现阶段衡量不同机构的服务质量和服务水平的重要指标之一，主要包括安宁疗护护理人员对工作满意度和基础护理质量的评价，涉及整个照护过程，是在护理质量形成规律的基础上对构成的各要素进行详细的整合调解，以达到既定的护理标准并满足患者的需求。持续质量改进是安宁疗护质量管理的精髓和核心，是质量持续发展、提高、增强满足要求能力的循环活动。

（一）护理持续质量改进概念

护理持续质量改进是借助四个系统相对独立又互相联系的功能，以护理质量数据管理和护理电子病历资料为基础，借助信息化平台，以电子病历质量控制系统对患者的护理过程进行自动监控，以护理质量管理系统为评价，实现护理质量基础数据采集，护理质量自动分析、监控，质量风险前瞻预防，并通过计算机监督、分析，高效率进行护理质量管理，达到护理管理手段的科学化和护理质量的精细化。

（二）安宁疗护护理质量持续改进基本方案

（1）根据医院总体规划，结合安宁疗护特点及工作重点制订年度工作计划、季度工作计划、月工作计划及周工作计划。

（2）根据工作计划制定具体考核办法。

（3）按工作计划及考核办法检查指导安宁疗护护理工作，重点检查实施及落实情况。

（4）由护理部质控组、科室质控组共同完成安宁疗护护理工作质量检查。

（5）将检查结果及时汇总反馈给相关人员。

（6）针对检查发现的问题及时制订整改措施，并将此措施告知全体安宁疗护护理人员。

（7）将护理工作质量检查结果作为安宁疗护工作进一步质量改进的参考，并将其作为护士长管理考核重点。

（8）对临床开展的新技术、新业务、新项目做好相关人员培训并登记记录，制订相应护理规，报护理部审批、备案。

第二节　安宁疗护中的伦理问题

随着医疗技术和生物医学的发展，医务人员可以通过医学干预手段延长患者的生命，然而，对于临终患者进行的生命维持治疗只能维持其生命，却无法保证其生活质量。在对临终患者的照护中，医务人员常会面对较多的伦理困惑和选择问题，例如，应由谁来为患者做决策？维持还是停止对患者的治疗？以及来自患者或家属的对于死亡的求助，如安乐死等。大多数情况下，对于伦理问题的分析，应以对患者照护的目标、患者的选择、喜好、预后和交流为基础。伦理学上并没有要求医务人员不惜一切代价挽救患者的生命，而不顾及患者和家属的需要。对临终患者的照护也应遵循医学伦理的四项基本原则，即有利、不伤害、自主、公平。

但是，一些重要的社会、文化、法律等因素往往会影响伦理问题的决策，使问题变得复杂。研究发现，在安宁疗护实践中，护士常常会遇到伦理困惑而不知如何处理，有研究表明医生也需要进一步的安宁疗护伦理方面的培训。而国内以往对于社会、伦理、文化等在安宁疗护服务中的角色的研究，多属于应然性的思辨研究，对我国安宁疗护实践中存在的伦理困境的分析及反思较少。

因此，本书对安宁疗护中的伦理问题相关概念及其存在的伦理困境和对策进行了探讨，以期为我国安宁疗护实践提供参考。

一、相关概念与内涵

（一）伦理的概念与内涵

1. 伦理的概念

伦理一词，在中国最早见于《礼记·乐记》：“凡音者，生于人心者也；乐者，通伦理者也。”[①] 其指的是人伦道德之理，人与人相处的各种道德准则、人与自然的关系及处理这些关系的规则。

2. 伦理的内涵

伦理是人们心目中认可的日常行为规范，是人与人相处的各种道德准则与规范，是道德标准的寻求。在日常生活中，涉及美德、责任、担当等词的陈述或评价，都表示评价者是站在伦理的角度在思考。

---

① （西汉）戴圣编著，张博编译．礼记［M］．沈阳：万卷出版公司，2019.

（二）伦理学的概念与内涵

1. 伦理学的概念

伦理学是哲学的一个分支学科，是对人类道德进行系统思考和研究的一门学科。

2. 伦理学的内涵

伦理学的研究对象是道德现象，所以伦理学又称道德学或道德哲学，是研究社会道德现象及其规律的科学，是道德思想观点的系统化、理论化。伦理学要解决的问题纷繁复杂，其基本问题只有一个，即道德和利益的关系问题，也即“义”与“利”的关系问题。此问题包含两个方面：一方面是道德与经济利益的关系问题；另一方面是个人利益与社会整体利益的关系问题。对此基本问题的不同回答，影响着各种道德体系的原则和规范，以及各种道德活动的评判标准和取向。

（三）医学伦理学的概念与内涵

1. 医学伦理学的概念

医学伦理学是一般伦理学原理在医疗实践中的具体运用，即运用一般伦理学的原则来解决医疗卫生实践和医学科学发展过程的医学道德问题和医学道德现象，医学伦理学是研究医学领域中人与人、人与社会、人与自然关系的道德问题的一门学科。

2. 医学伦理学的内涵

医学伦理学归属于理论医学的范围，属于医学交叉学科，是医学的组成部分，是伦理学的又一个分支。

（四）安宁疗护伦理的概念与内涵

1. 安宁疗护的概念

安宁疗护伦理是指研究医疗健康照顾人员和志愿者在为终末期患者及其家属服务过程中应遵循的道德原则和规范。

2. 安宁疗护的内涵

安宁疗护伦理以马克思哲学的基本原理为指导，以身体上、心理上、社会上的完整护理照顾为理念，以缓解患者痛苦、提高已患威胁生命疾病的患者及其家属的生活质量为目的，以帮助终末期患者舒适平静、有尊严地离世为目标，研究安宁疗护关怀伦理的产生、发展、变化规律及如何运用安宁疗护关怀道德原则与规范去调整安宁疗护关怀中的人际关系，解决安宁疗护实践中存在的伦理问题。

二、安宁疗护存在的伦理困境

（一）安宁疗护中的伦理冲突

1. “回避死亡”与“商讨死亡”的社会伦理冲突

我国传统文化以儒家思想为指导，儒家文化强调“生”的价值，而漠视对“死亡”的讨论。现代人大都受传统文化的影响，对死亡往往采取消极、逃避的态度。有研究发现，医护人员和患者仍对死亡存在着较大回避与禁忌的心态。中国人不愿立生前预嘱，因为这被认为是不祥的。而安宁疗护倡导面对死亡、准备死亡，有意义地度过人生剩余的时间，即“商讨死亡、预办后事”，这与我国传统死亡观形成冲突。

2. “隐瞒病情”与“尊重自主权”的医学伦理冲突

临床上对于患有绝症的患者，家属在得知病情后，为了避免患者知道病情后带来的心理打击，往往要求医务人员不要告知患者真实病情。《医疗事故处理条例》中也有规定：在医疗活动中，医务人员应将患者的病情、治疗措施、治疗风险等如实告知患者，但应避免对患者产生不利后果。因此，在临床中，医务人员往往把病情告知家属，由家属来决定是否告知患者，以至于许多患者被隐瞒病情。而患者自主原则是医学伦理四项原则之一，患者拥有自主权即患者有权知晓自己的病情，并有权对自己的治疗决策进行选择。因此，临床中医疗保护的隐瞒病情与安宁疗护中主张尊重患者自主权形成冲突。

3. “侍疾尽孝”与“放弃抢救”的家庭伦理冲突

在中国传统的伦理道德中，“百善孝为先”，孝道观念有着极为重要的地位。传统孝道观成为人们行为实践的标准，如为老年人提供丰富的物质享受，为临终老人竭尽全力送终、隆重举办丧葬，会被认为是孝顺的，这样的儿女也会获得社会的认同。加之患者与家属之间的骨肉亲情，以至于家属在面对临终患者即将死亡时，往往要求医务人员对患者积极抢救和治疗，普遍把尽力救治看作是“尽孝”，因此，对临终患者的过度治疗经常发生。这与安宁疗护中让患者有尊严、无痛苦地离世相冲突。

4. “救死扶伤”与“放弃抢救”的医学伦理冲突

传统医德观认为，救死扶伤是医务人员的职责。医务人员在面对临终患者病危时，即使抢救是无意义的，但医务人员治病救人的职责往往会让医务人员选择继续抢救，如果医务人员没有去抢救，可能会受到家属及社会舆论的道德谴责。此外，对于一些晚期癌症患者，患者家属往往要求医务人员积极救治，使得医务人员仍是习惯于把患者从疾病中拯救出来。这与安宁疗护的理念——“不以延长临终患者的生存时间为目的，重在减少患者的痛苦”形成冲突。

5. “延长生命”与“延长痛苦”的伦理冲突

在国外安宁疗护领域的研究中，营养和水分的人工补充（即营养支持）引起了越来越多的关注。营养支持是指通过给患者放置一个临时或长期的喂养管（如鼻胃管或胃造口）或通过静脉输送水分和营养，其最初主要是用来解决一些暂时的临床问题，如术后胃肠活动问题、中风后暂时的吞咽障碍等。但是，现在在愈后很差的患者中营养支持被更广泛使用。

然而，营养支持常会给患者带来一些问题，包括疼痛、出血、导管异位、感染及导管再放或更换等，同时，还会影响患者的精神状态。此外，有很多关于维持营养支持对于患者存活作用的研究，例如，研究发现在晚期痴呆患者中使用喂养管喂养并不能提高生存率及防止吸入性肺炎。目前没有足够的研究证明在接受安宁疗护的患者中通过鼻胃管提供肠内营养可以改善其健康状况和生命质量。此外，安宁疗护机构中没有接受营养支持的垂死患者的死亡质量数据，并未证实死于脱水的患者会遭受可怕的痛苦，如果医生试图给此类患者补充水分或营养，可能导致患者出现肺水肿、恶心和呕吐等症状而增加其痛苦。

然而，家属通常认为营养支持有利于终末期患者疾病的恢复，可以提高患者的生活质量以及延长其生命。同时，家属会将营养支持的停止看作是对患者的放弃。但如前所述，营养支持往往会给患者带来疼痛、出血、感染等问题，并可能使患者死亡时间延长，患者往往会承受巨大的痛苦。因此，通过营养支持来延长患者的生命与延长患者的痛苦形成冲突。

（二）安宁疗护伦理阻力的衍生路向

安宁疗护在我国的实施处于瓶颈期，其阻力缘何衍生？这是对安宁疗护的推动建设进行深度判析不可规避的问题。“冰冻三尺绝非一日之寒”，安宁疗护实施阻力之所以会客观存在，是由于意识形态和伦理观念等多维度的原因。究其根本，便在于：儒家“乐生恶死”、传统医德孝道、人道主义等传统观念与新时代公民健康权的生命价值取向存在缺位轮空，使得安宁疗护的推广存在现实阻力。

1. “乐生恶死”对“优生优逝”的价值抨击

安宁疗护从目的到手段都体现出了新时代下公民对生命健康“优生优逝”的价值偏好，与中国传统哲学思想中的“乐生恶死”是毫不相容的，而且对生命全周期保持健康状态的生存期待形成了价值抨击。“好死不如赖活着”，古往今来，国人血液中都普遍流淌着宁可赖活也绝不向死亡低头的潜意识，形成了侃谈出生、避讳死亡的传统生死观。“乐生恶死”的生存理念是基于数千年来中国人文化心理活动运作积淀的产物，经过习俗文化的流传变为了固有的思维模式和伦理观念，有强大的代际传承性。因此，在安宁疗护打着维护临终病患生命权益和健康状态的旗帜在中国大陆实行试点的时候，更多民众普遍持有抵触情绪，认为“优生优逝”的理念对传统观点形成了强烈抨击。但需要指出的是，以儒道释为代表的中国传统哲学思想兼容并包，“乐生恶死”并不是传统主流生死观的全部内涵。儒家的生命伦理更多强调的是对现世的关注和生存；道家同样将“道”注入生命观，认为崇尚自然、尊重生命自然消逝才是道的境界；而佛教在传入中国时便输入了“生死轮回”的思想，认为死可转生、生死交替，个体无须畏惧死亡的降临。这些传统生命哲学的思想与安宁疗护的践行理念高度自洽，将“生”与“死”的健康看得同等重要，“优生优逝”价值观念的抨击也能在传统哲学中找到弱化安宁疗护实施阻力的契机。

2. 医者仁心和传统孝道的观念阻力

安宁疗护的伦理阻力之所以衍生不止，不仅源于临终病患自身的观念问题，医者与家属的传统伦理也是阻碍安宁疗护向前发展的重要因素。在医学伦理的探讨中，“医者仁心”“救死扶伤”是传统医德一贯提倡的救治准则。患者的生命是放在首位的，医生进行的所有救助措施都应当以延续和救治患者的生命为目的，即使病患在弥留之际或是病入膏肓之时，医生也不应放弃最后一丝生存的希望。

这种传统的救治理念完全忽视了病患病人的生存意愿，没有把病人的生存质量与健康诉求考虑在内。在传统孝道的层面上，“百善孝为先”的伦理道德是中华民族文化长河中的历史积淀。善孝文化是中国家庭伦理的核心精髓，作为一种被普遍认可的集体意识而存在至今。传统孝道将晚辈是否为救治病患而倾其所有、精疲力竭为标准，来衡量评判其孝心。现实中往往会出现病患屡次表示出终结生命的诉求，但晚辈迫于社会外界以传统孝道观念来评判自身的压力，而拒绝给予病患人格权益的反馈。

这样一来，医学伦理和传统孝道成为推动安宁疗护发展的两重关卡。只有重新建立新的医德准则和善孝标准，站在生命伦理的角度上关注患者真切需求，才能秉承“无伤害、有利、尊重、平等”的生命伦理学原则回应临终患者对生死状态的选择意愿，安宁疗护正是维护病患生命价值、尊重健康人格、回馈健康诉求的医疗制度。

3. 人道主义与功利主义的对峙对立

古往今来，对安乐死的伦理博弈实质上都是人道主义和功利主义的彼此争论，而安宁疗护作为安乐死的发展而衍生的优化产物，也无法避免人道主义与功利主义二者间的对立。人道主义强调的是要保障每一个个体的生命生存权利，通常情况下只要患者一息尚存，医务人员都应当不惜一切代价、用尽一切方法维持患者的生命。功利主义则以结果导向为支撑，指出对临终的绝症病患投入过多的医疗施救和救治手段不仅消耗有限的医疗人力和物力，而且无视了患者本身的治疗意愿。

“救与不救”的博弈争论导致了安宁疗护无法维持稳定积极的发展态势，而事实上其本身便站在“生命健康”的价值观念之上，完美回答了对临终病患是否应当救治的问题。由生到死是生命发展存续过程中不可避免的客观规律，对于生命个体生死的人文关怀让安宁疗护具有人道主义和功利主义共通的伦理道义，更反映了社会的文明进步。因此，人道主义和功利主义的争辩不应当是攻击安宁疗护发展的阻力，而应作为推动其辩证发展的内生动力。

三、安宁疗护中主要伦理困境的解决对策

（一）开展死亡教育

人们只有理性地面对死亡，才会愿意去商讨生命终末期的生存意愿，因此，应对医务人员、患者和家属分别开展有针对性的死亡教育。首先，对医务人员进行内容全面的专业性死亡教育，内容可涵盖死亡的概念和过程，如临终患者与其家属的心理特点和需求，宗教、文化和习俗对死亡的观点，与死亡相关的特殊问题如自杀、安乐死、器官捐赠、临终护理以及沟通与哀伤辅导等。其次，对临终患者和家属进行死亡教育，内容可涵盖死亡与濒死的概念及过程，包括使患者正确认识和面对死亡，对生命进行回顾找寻生命的意义与价值，对死亡的态度和处理，如何对死亡做好准备等。通过死亡教育要使患者意识到死亡是自然的规律，死亡是生活的中止，但其生命之重要组成部分如血缘生命、精神生命、人际生命都还存在，而现在最重要的是配合治疗，有

意义地度过最后的时光。同时，也要引导家属及时调整心态，从悲伤中走出来。

（二）鼓励病情告知

隐瞒病情弊大于利，对患者隐瞒病情，一方面易造成患者进行一些无效治疗，而当患者处于生命终末期时，由于之前不知道自己的病情，无法对自己剩余的时间进行安排，心愿不能完成，常常带着遗憾离世。另一方面，家属在患者面前隐藏自己的真实情绪，还要面对患者的猜疑、焦虑、发脾气等，心理上也会产生巨大的压力。此外，医务人员也常被家属要求向患者隐瞒病情，而面对患者对病情和治疗的询问时，往往处于两难的境地。反之，若告知患者病情，可使患者参与治疗方案的选择，从而能够积极配合治疗，提高其生存质量，家属和医务人员还可以帮助患者一起面对，相互鼓励和安慰。因此，越来越多的学者主张应告知患者真实病情。告知前，医务人员要评估患者的心理承受能力，医务人员可询问家属一些问题，如“患者以往遇到生活中的大事时坚强吗?”等。评估后，对于一些心理承受能力强的患者，可在恰当的时机下，采用适宜的沟通方法进行病情的告知。对于心理承受能力差的患者，直接告知病情可能使患者陷入悲观和绝望，可先实行保护性医疗措施，随着疾病的进展，患者可能会对自己的疾病猜疑并要求告知时，医务人员可在与患者家属的沟通后，采用循序渐进的方法逐步告知，并密切关注患者的心理变化。

（三）明确医务人员的责任

医务人员在安宁疗护中的责任包括了解患者对于住院的总体目标和具体的愿望，其中与患者讨论对未来的治疗喜好是必不可少的。同时，应对心肺复苏的使用、营养支持和其他形式的生命维持治疗的停止和撤离进行讨论，讨论中要重点关注患者的价值观，患者的价值观应作为医疗干预措施选择的指导。其次，关于安宁疗护的讨论最好是在患者自己有能力做决定的时候进行，为患者和家属提供进行这些对话的机会是医务人员的伦理义务。将患者的愿望记录在生前预嘱中，并指派一名决策代理人，尤其鼓励患者与决策代理人进行治疗问题的讨论，这些都是在患者不再有能力做决定时，可以采取的保护患者的积极措施。

（四）拓新传统孝道观念

患者家属应改变传统孝道中，明知治疗无望，也要竭尽全力延长患者的生命，来表达自己孝心的观念。医务人员应帮助家属意识到孝敬父母不仅是要给予父母物质上的满足，还要给予精神上的关心，尊重父母的想法，帮助完成未了的心愿，享受家人、朋友的陪伴，减少其生命末期的痛苦，提高其生命质量，这才是孝本身的意义及所体现出的道德价值，从而使家属走出伦理困境。

（五）转变传统医德观

从传统医德观出发，救死扶伤是医务人员的宗旨。然而，死亡是自然规律，是生命过程的一部分，尊重生命也包括尊重死亡。当死亡不可改变时，放弃治疗是对客观规律的尊重，让患者无痛苦、有尊严地离世是对生命的尊重。同时，从现代医学目的和医学伦理原则出发，救死扶伤已不是医务人员的唯一职责，对于临终患者，缓解痛苦亦是医务人员应尽的职责，医务人员应理解患者的需要，尊重患者的选择，给予其全面照护，让患者安详地走向生命的终点。此外，应提高患者和家属对无效医疗的认识，了解生命维持治疗的利弊，转变对传统医德的认识，当医生主张放弃对临终患者的无效抢救时，不要谴责医生违背了救死扶伤的职责。当然，政府还应出台临终期实施限制医疗的相关法律法规，才能更好地保证患者有尊严、无痛苦地离世。

第三节 安宁疗护中的教育问题

发展安宁疗护既是满足群众多样化、多层次健康需求的客观需要，也有利于节约医疗支出、提高医疗资源效率。而教育培训能为其专业的发展提供动力，这也是保证安宁疗护持续发展的有效措施，能够提高学生安宁疗护的知识和技术水平，促使他们今后给临终患者提供更高品质的照护。因此，各国在推进安宁疗护专业发展的同时，同样也要重视安宁疗护教育的研究。

安宁疗护教育始于英国临终关怀运动，20 世纪七八十年代，随着英国各地临终关怀医院的发展，安宁疗护教育也日渐兴起，且大部分是针对护理人员开展的。20 世纪 80 年代末，英国部分护理学院开设了临终关怀相关课程，取得安宁疗护资格后可以在护理专业机构登记。而国内安宁疗护教育起步较晚，直到 20 世纪 90 年代才开始出现关于临终关怀的著作，如《临终关怀学》《临终关怀学，生命临终阶段之管理》等。

一、国内外高等医学院校安宁疗护教育的发展现状

（一）安宁疗护课程设置

1989 年，英国华尔士大学医学院率先开展安宁疗护教育并提供相关文凭，首次在该领域内设立相关学习课程；1993 年，英国和爱尔兰共和国官方定义了本科教学课程中的安宁疗护内容。2008 年对英国安宁疗护教育进行的一项调查显示，课程主题 90% 以上是：死亡和濒死的态度、与濒死患者及其家属沟通、疼痛和症状管理、悲伤与丧亲之痛及伦理问题。[①]

1991 年，加拿大将安宁疗护教育正式纳入医学本科教育课程，课程设置主要包括疼痛评估和管理、沟通技巧、伦理问题和死亡教育等。美国临终护理教育联盟也开发了相关教育项目，该项目向全美的护士和护理专业学生传授临终护理知识，主要包括道德法律问题、交流技巧、丧亲照护、疼痛和症状管理，内容较为全面。

而澳大利亚的安宁疗护护理教育也基本类似，尤为注重对学生实践能力的培养，鼓励学生在与患者接触的过程中，更好地理

---

① Dickinson GE，Clark D，Sque M. Palliative care and end of life issues in UK pre-registration，undergraduate nursing programmes［J］. Nurse Educ Today，2008，28（2）：163—170.

解安宁疗护服务理念。

我国的安宁疗护起步较晚，仅部分院校开设临终关怀课程，课程的主要内容为：历史背景、国内外现状、社会、伦理问题、相关法律、病症及症状、治疗等，对丧亲照护、对待生死的态度、与患者及家属沟通技巧方面涉及较少，且缺少临床实践，课程内容无法满足现代医学模式的需求。

综上所述，目前国外安宁疗护教育课程内容主要涉及面对死亡和濒死的态度、丧亲照护、疼痛和症状管理、交流沟通等多方面。与国外相比，我国的安宁疗护课程没有统一的教材，而且多数院校未涉及安宁疗护，即使开设安宁疗护课程也仅是穿插在某一课程的某一章节中，内容不够深入。

（二）安宁疗护教学形式与方法

国外的安宁疗护教育不仅注重教学内容的拓展，而且注重教学方法的革新。国外的许多医学院校的安宁疗护教学方式以讲座、角色扮演、临床病例讨论、殡仪馆访问、视频为主。其中，最受欢迎的教学方法是研讨会和（或）小组讨论，采用多学科团队交流的模式，让学生各抒己见、相互交流，促进团队合作意识，从而有针对性地为临终患者提供完整的个性化照护。为了更真切地贴近临床、患者和家属，美国学者提出一种创新和有效的教育模式，即建议将丧亲家属纳入安宁疗护教育，从家属的角度丰富学生对患者安宁疗护需求的认识。与国外相比，国内的授课方式较为单一，以课堂理论教学为主，而体验交流、临床实习的形式比较少。[①] 在我国安宁疗护教学方法方面仍注重理论讲授，缺乏交流互动及临床实践，不利于高质量的安宁疗护人才的培养。

（三）安宁疗护实践基地建设

美国安宁疗护实践教学基地建设完善，各实践基地结合紧密，医学院校会根据教学计划，充分考虑学生学习的深入性、意愿及喜好等因素，安排学生到临床科室、社区医疗机构或将其扩展到多个行业和领域进行实践教学。国内实践基地的建设处于刚刚起步阶段，各项机制尚未成熟。2017 年，原国家卫生计生委员会在全国 5 个市区（北京市海淀区、上海市普陀区、河南省洛阳市、四川省德阳市、吉林省长春市）开展了第一批安宁疗护试点工作，经过一年多的发展，取得了很好的成效。2019 年 6 月，国家卫生健康委员会开展第二批安宁疗护试点工作，试点扩大到上海全市和其他省份的 71 个市区，试点范围虽然大大增加，但数量却仍远远无法满足在校生的实践需要，未建立起学校—基地双向协调有序、稳定的培养机制。

---

① 吕振波，张晋．开展医学生临终关怀教育的思考［J］．医学研究与教育，2014，31（6）：100—103，109.

（四）安宁疗护教师资质

对于师资的要求，国外更加注重教师的综合能力，实践培训基地的所有教师准入条件原则上应具有本科以上学历、中级以上职称、5年以上工作经验，其中专业工作经验不得低于3年。对于专科性较强的专业，授课（理论和操作）教师应当取得专科护士资格认证。同时，国外十分注重教师的持续发展与培养，鼓励教师不断学习，将最前沿的知识以最恰当的方式传播给学生。而在我国，由于安宁疗护起步晚，发展缓慢，相当一部分教师自身未受过系统的培训，所以同时具备安宁疗护理论知识与临床经验的教师十分稀少，从而导致就算校方和医院有意开立相关课程，也缺乏优质的教师资源。

（五）安宁疗护考核方式

关于考核方式，国外更加灵活有效。日本采用闭卷考试的学校很少，基本以论述、小论文、自我评定、实际操作等为主。而在国内，大部分院校仍以闭卷考试为主，而实际操作等形式比较少见，存在“重知识、轻能力，重理论、轻素质，重结果、轻过程”的现象。尽管后来国内教育者也一直在探索，尝试采取多种方式对安宁疗护课程进行考核，如情境模拟、实践考核、常规理论试卷考核等。但也仅仅局限于部分院校，尚未普及。安宁疗护不仅要求从业人员具备专业的知识与技能，还要掌握与患者或医疗团队其他成员沟通协调的能力，更要具备仁爱、奉献的伟大情怀。因此，单单通过笔试并不能够反映出学生的真实水平与能力，目前的考核方式仍存在一定的局限性。

二、安宁疗护教育发展对策

（一）强化学科建设

1. 建设安宁疗护学科平台

安宁疗护知识体系的构建和学科人才培养必须要以安宁疗护学科平台为依托。学科平台是学科得以生存和发展的载体和保障，也是汇聚学科人才、进行科学研究、学术交流和人才培养必不可少的场所。学科平台的大小和形式不尽相同，从医学院校专业课程设置、省级专业委员会，到全国安宁疗护专业委员会或者教育院系都需要学科平台的支撑。

2. 组建安宁疗护学科队伍

师资水平决定着学科的发展水平，教师团队的声誉甚至是个别教师的学术影响力与整个学科的声誉紧密相连。对于安宁疗护专业学科来说，安宁疗护教育师资队伍的年龄结构、学历结构、职称结构等共同影响着学科队伍的学术水平和学科发展力。在安宁疗护学科发展的过程中，建立合理的学科梯队、选择并培养具有领导力和高水平的学科带头人，是组建学科队伍需要考虑的问题。

3. 制订安宁疗护学科发展规划

安宁疗护学科规划是学科发展的蓝图和导航，对学科发展起到重要的导向性作用，使学科发展按照一定的方向和目标进行。安宁疗护学科发展过程中，制订适当的学科发展目标、明确学科发展使命、学科层次定位、寻找学科的重点领域、突出学科特色和优势等，是学科发展规划的重要内容。同时，根据时代的发展和社会需求的变化不断调整和完善学科发展规划，使安宁疗护学科发展有据可依、有章可循。

4. 进行安宁疗护科学研究

科学研究是专业发展的基本职能之一，也是增强学科的学术生产水平、丰富学科知识、促进学科知识创新的途径。全球众多学科评估系统把学科的论文数量与论文引用率等作为学科评估的指标之一。提升安宁疗护的科学性，需要坚持把学术研究作为学科发展的重要工作之一。

（二）推进教育改革

1. 建立安宁疗护教育框架

2019 年 2 月，美国国家综合癌症网络（National Comprehensive Cancer Network，NCCN）发布的《2019 版安宁疗护临床实践

指南》指出安宁疗护相关医护人员必须接受培训，掌握安宁疗护知识、技能和态度。

目前我国的安宁疗护教育处于探索阶段，安宁疗护教育发展水平参差不齐。不同专业医学生在某些临终关怀态度方面显示出明显差异，护理专业学生态度、知识等维度优于其他专业。安宁疗护是一个多学科合作的服务模式，为顺应多学科协同发展的理念，应全面加强各相关医学专业的安宁疗护教育。除专业发展不平衡，医学院校内的安宁疗护教育还存在诸多根本性问题，如缺乏统一的教材、缺乏适用性强的本科及研究生安宁疗护教育框架等。因此，在借鉴国外已有的安宁疗护教育框架的同时，应尽快发展适于我国医疗环境和教育现状的框架。加大政策和法律顶层设计，撰写培养大纲、统一规范教材、重视人才梯队建设、丰富学生教学实践。同时，注重院校教育中安宁疗护的教学质量，规范考核评价指标，各相关专业协同发展，形成适合我国国情的连续动态化人才培养流程，从而为安宁疗护的发展提供指导。

2. 丰富课程内容，增加教学时长

我国安宁疗护教学课时明显少于英国（45 学时），且课程内容单一。建议可参照英美等国家较为先进的课程体系，比如临终关怀教育协会（End-of-Life Nursing Education Consortium，ELNEC）计划提供的课程，结合安宁疗护的深刻内涵、国内学生安宁疗护能力、需求现状以及卫生保健系统的要求，在建立好安宁疗护教育框架的基础上，设立课程改革目标，将安宁疗护融入培养计划。同时，单纯的理论学习无法培养出合格的安宁疗护人才，更无法满足为患者提供高质量的安宁疗护服务需要，因此，国内课程设置应增加实践训练或经验学习，开展临终关怀探视、关注死亡和临终的强化教育项目。也可尝试开设一门综合性的跨学科课程，把医学、护理学和社会工作专业的学生聚集在一起，贯彻落实多学科团队的理念；还可以适当增加教学时长，针对不同专业的学生，安宁疗护课程的学时安排和内容侧重应该有所区别。

3. 优化教学方式，开展多形式教育培训

国外安宁疗护教育开展时采用多种教学方式，灵活多变，不仅活跃了课堂氛围，而且提高了学习效率。而国内医学院校大多仍以课堂理论教学为主，形式较为单一。为顺应多学科协作模式下的安宁疗护服务体系，建议可适当丰富教学方式，引入讲座、角色扮演、临床病例讨论、临终关怀访问等，使学习者能真切感受患者和家属的心情，有利于他们更深刻理解安宁疗护的内涵。采取跨学科的方法使学生了解自己的职责所在，以及团队中其他成员的工作和角色，培养学生的责任和团队合作意识。

4. 促进实践基地建设，加强与医疗机构的对接

各级政府应积极贯彻落实，明确责任主体，完善制度法规，建立、健全适合我国国情的安宁疗护体制。高等院校应积极与养老院、护理院、临终关怀病房、医院等开展广泛和深入的产学合作，共同完善实践教学大纲，参与临床教学综合实验设计，不断探讨课堂教学和临床带教的新方法和新模式。同时，聘请安宁疗护领域的专家骨干为学生讲授理论知识，指导实践，保证教学质量，如姑息治疗技术、死亡征兆、临终关怀教育的活动设计、多学科团队合作技巧、沟通技巧、悲伤辅导等模块的体验型教学可以直接在理实一体化的机构中开展临床实习和小组讨论。深度合作的产学实训基地，进一步加强与医疗机构的对接，规范学生的培训模式，切实提高其实际运用能力。

5. 整合安宁疗护服务，培养师资人才

随着公众对安宁疗护需求的不断增大和对安宁疗护服务质量要求的逐渐提高，社会对安宁疗护师资的准入标准也提出了更高的标准。安宁疗护的教师不仅要有扎实的理论基础，也需要有丰富的相关临床经验，引导学生理论联系实际，以避免安宁疗护教育与临床实践脱轨。因此，高校应积极加强安宁疗护师资的培训，建议相关学术机构及医疗院校可定期组织举办安宁疗护教师的培训项目。同时高校内的医学生除了学好专业内的基本知识，也可额外学习一些与教学的相关策略和理念，为以后从事相关安宁疗护教学工作做好铺垫，以确保持续为安宁疗护师资队伍注入新鲜的血液，推动其发展。

6. 丰富考核形式，完善评估内容

随着我国安宁疗护教育改革的不断深入，教育思想和理念不断更新，越来越多的医学教育院校正在探索考核方式的改革。有学者提出了采用论文撰写、幻灯片汇报、常规理论试卷等方式进行考核，使学生可以根据自己的意愿选择合适的考核方式。

这种多模式的考核方式既符合当代医疗模式对人才培养的要求，也增加了学生的学习主动性，给予学生更多的自由发挥空间。要注重过程性评价，评价主体应由学生和教师共同担任，通过学生自评、互评、组评、教师综合测评等手段评定，让学生参与到考核过程中来，加强学生的主体意识和参与意识，形成一个持续、全面评估的考核机制，客观反映出学生的真实水平。

/ DI 3 ZHANG /

第三章

安宁疗护症状评估与管理

本章概述

在对安宁疗护各方面有一定了解的基础上，本章将对安宁疗护症状评估与管理进行阐述。本章主要包含两节内容，第一节为基本情况评估，第二节为常见症状管理。

第一节　基本情况评估

这里所说的“基本情况”评估，主要为安宁疗护准入评估，即何种症状的病人需要（或可以）接受安宁疗护以及确定不同症状的病人对安宁疗护的需求。

一、涉及群体

（1）终末期病人，疾病不能被治愈且濒临死亡，生存期 6 个月以内（具体详见第一章中“安宁疗护服务对象”）。

（2）病人家属及对他们有特殊意义的人群。

（3）临终关怀专业人员，在此主要指负责临终关怀的护理专业人员。

（4）负责准入评估的人员。

二、评估工具

目前常用的安宁疗护评估工具主要有以下几种。

（一）哈密尔顿审计图

主要用于筛选需纳入临终关怀咨询服务的病人群体，并且可以回顾某个特定的医疗服务的记录情况，如病人及家属的应对能力、病人需求和症状描述 3 个方面。哪个方面得分越高就预示病人对此方面需求越高。

（二）生命终末期抽象表

采用 99 个指标评估病人是否可被纳入临终关怀准入对象。每个指标的评估结果可动态反映病人的病程处于哪个阶段，从而判断其适合哪种临终关怀服务类型。

（三）住院病人安宁疗护分类工具

该工具涵盖照护环境和疾病所处阶段是否满足病人需求、生理症状控制、病人生存期限、心理状态等。得分分值越高表示病人在这个维度的存在的问题越严重。

（四）安宁疗护综合评估工具

评估内容有生命是否处于终末期、疼痛或其他症状控制的需求、营养状况、病程进展、预后、并发症、基础疾病过程、社会支持状态、认知能力、生理状态、功能状况、情绪状态及精神偏好与需求等 14 项。这套评估工具用于评估终末期及慢性疾病病人多方面的需求。

（五）临终病人生存期评估表

此表主要用于病人生存期的评估，内容包括按照评估结果和病人目前症状进行分诊、对于符合准入标准的病人安排至临终关怀病房、不符合的病人进行随访或家庭服务等13项指标。

三、评估中影响准入的因素

伦理环境、国家政策支持、临终关怀专业理论及实践的研究进程、专业技术水平、场所布局的构建等都影响着临终关怀准入系统的确定与设立。很多人认为心脏衰竭、艾滋病、多样性硬化等慢性病病人长久以来并没有得到临终关怀医务人员的关注，而这与临终关怀的人文关怀准则相违背。这些情况在我国也有体现，这就需要临终关怀机构在接收关怀对象时必须要有严格的评估准入系统，且纳入范围在符合要求的情况下涵盖要全面，以为各种终末期病人提供适当的服务，提高其生命质量。

研究显示：科学规范的临终关怀准入服务不仅可以控制终末期病人疾病症状、提高患者生命质量、维护家属身心健康，而且能够保证病人在生命的最后阶段有尊严、舒适、无痛苦，同时优化了医疗资源配置，保证了连续性的照护。

目前临终关怀护理评估准入主要以经验为主，没有形成统一的标准。对于临终关怀场所收治的病人是否适合进行临终关怀，或是否需要转诊接受其他治疗都是值得商榷的问题。研究构建准入标准、规范准入是如今开展临终关怀的首要条件，只有筛选符合标准的病人，让他们享受到应有的规范服务，才能够最大限度地节省医疗卫生资源，保证病人终末期生活质量。

第二节 常见症状管理

一、疼痛症状的管理

疼痛（pain）是临终患者最常见的症状之一，也是患者在治疗过程或生命最后一段岁月中最恐惧的感觉，被列为“第 5 大生命体征”。医护人员应高度重视，积极采取措施，缓解患者身、心、社、灵的整体痛苦，提高其生存质量。

（一）疼痛症状概述

“疼痛”是一种实际或潜在的组织损伤，或与这种损伤的描述有关的一种不愉快的感觉和情感体验，包括感觉、情感、认知和社会成分的痛苦体验。疼痛与个人主观体验高度相关，患者对疼痛的自诉是疼痛存在的一个可靠指标，也是评估疼痛程度的标准。现代临终关怀事业的创始人西西里·桑德斯开创性地提出了整体疼痛的概念：患者及其家属在患者生命末期所经历的强烈的痛苦是身、心、社、灵的疼痛。因此，疼痛是一种个体的、主观的、多方面的体验，并随着生理、心理、社会和文化等因素的不同而发生变化。

（二）疼痛症状产生原因

1. 生理因素

主要有伤害性疼痛和神经性疼痛。伤害性疼痛是由分布于皮肤、软组织或内脏的传入神经直接受到不良刺激，使该组织结构受损而导致的疼痛，包括躯体痛与内脏痛。神经性疼痛是由于外周神经或中枢神经受到损害，导致痛觉传递神经

纤维或疼痛中枢产生异常而引起的疼痛，可细分为中枢性疼痛及周围性疼痛。常见因素有肿瘤直接侵犯压迫局部组织、肿瘤转移累及骨等组织。与治疗相关的因素包括手术治疗后致手术切口周围组织粘连、瘢痕形成、神经损伤等。其他因素包括长期卧床、衰弱、便秘、压疮、肌痉挛及骨关节炎等。

2. 心理因素

疼痛信号可在任何传递水平和环节上受到心理因素的调控。人格特征、早期疼痛的经验、年龄、性别、文化背景等因素均会影响疼痛的体验。心理因素对疼痛的性质、程度、时间空间感知、分辨和反应程度等均能产生影响。对死亡的恐惧、身体及生命的失控、对亲人的留恋等均可造成心理痛苦。

3. 社会因素

临终患者失去工作和社会地位，生活上还需要家人照护，心

理落差明显。社会、家庭支持及医疗费用等因素均会使患者出现疼痛症状。

4. 精神因素

由于文化背景、宗教信仰及对生命价值的理解等原因均会造成心灵上的痛苦。

（三）疼痛症状临床特点

因患者的个体差异等影响，临终患者对疼痛的反应及耐受程度不尽相同，其疼痛的表现形式多种多样。疼痛是一个反复发生、持续存在、不断加重的过程。

1. 疼痛进行性加重

患者对疼痛程度的描述与病情的发展有密切关系，如恶性肿瘤越大，疼痛越剧烈，疼痛的范围也越广。

2. 疼痛剧烈难以控制

对于大多数临终患者来说，一般的止痛药物不能去除病因，止痛效果甚微。运用暗示、针灸、放松等治疗效果也不明显，且维持时间很短。尤其是癌痛，常常伴有多种组织损伤，单一药物治疗效果不好，需要联合用药。

3. 疼痛与情绪有关

临终患者难以摆脱死亡的缠绕而产生低落情绪，形成疼痛—情绪低落—病情加重的恶性循环，还伴有植物神经系统异常表现。

4. 疼痛性质的多样性

对于晚期癌症患者来说，其病灶往往已广泛转移，同一患者或同一病种，疼痛的性质有明显的不同，如既有定位明确、持续时间长、迅速的刺痛，也有内脏痛和牵拉痛。

（四）疼痛评估

疼痛评估是合理有效进行止痛治疗的前提，疼痛评估应遵循“全面、量化、常规、动态、谨慎”的评估原则。

1. 评估病史

由于疼痛是一种复杂的多维体验，因此需要综合的、整体的评估。需详细询问患者疼痛的起始时间、部位、性质、强度、持续时间、发作频率、加重因素、缓解因素、伴随症状及对疼痛的耐受性；评估疼痛对患者活动能力、日常生活能力的影响及睡眠质量；评估患者用药史、有无精神病史、滥用镇痛药物及治疗不足的危险因素等。

2. 疼痛分级

按 WHO 的疼痛分级标准进行评估，疼痛分为四级。

0 级：无痛。

1 级（轻度疼痛）：平卧时无疼痛，翻身咳嗽时有轻度疼痛，但可以忍受，睡眠不受影响。

2 级（中度疼痛）：静卧时痛，翻身咳嗽时加剧，不能忍受，睡眠受干扰，需用镇静药。

3级（重度疼痛）：静卧疼痛剧烈，不能忍受，睡眠严重受干扰，需用镇痛药。

3. 体格检查及辅助检查

全面疼痛评估的最终目的是判断疼痛的病因和病理生理机制（躯体性、内脏性或神经病理性）。因此，体格检查与相应的实验室和影像学检查对全面疼痛评估也很重要。应观察患者皮肤颜色、温度、反应情况、完整性及其他异常情况，从而确定疼痛位置。根据神经系统检查可判定疼痛的特定区域，引起疼痛的神经分布，亦可判断肿瘤的位置及压迫程度，以确定诊断和可能的原因。放射学的检查有助于疼痛潜在病因的诊断，是否采用更多的诊断学手段需根据临床情况、患者意愿、患者功能和生活质量，以及患者对疾病与疼痛控制的期望来决定。

4. 评估心理—社会状况

评估患者对疼痛的心理、行为反应，如不安、焦虑、害怕、身体扭曲、面部表情异常、精神压力等；评估患者疼痛对人际关系的影响程度；评估患者对疼痛的想法和态度，包含过去经历疼痛的经验、对疼痛控制的目标想法；评估是否有其他社会、文化、灵性等因素产生的影响，如疼痛对于患者和家属的意义、社会文化对疼痛和疼痛表达的影响、精神或宗教信仰的影响。

（五）疼痛的管理措施

1. 目标与原则

（1）疼痛控制目标

该目标不仅要缓解或消除患者的疼痛，而且要求最大程度改善其功能活动，提高患者的生活质量，并且使阿片类药物的副作用及不良反应达到最小。疼痛管理体现以患者为中心，目标更具体、可测量，突出如下内容，即优化的镇痛（optimize analgesia）、优化的日常生活（optimize activities of daily living）、最小的不良反应（minimize adverse effects）、避免不恰当给药（avoid aberrant drug taking）。

（2）疼痛控制原则

①制定减轻痛苦目标：改善疼痛伴随的睡眠障碍—减轻身体静止时的疼痛—减轻身体移动时的疼痛。

②全面、持续、动态评估疼痛：对疼痛强度进行量化，以评估结果及时调整治疗方案。

③止痛药物和剂量的选择：应注重个体化用药，根据药物的药理作用选药，应用时要避免药量不足。注意由低剂量逐渐增加，调整到最佳剂量。

④联合用药（非复方）：可止痛增效及减少副作用。使用疼痛辅助治疗用药，但绝不使用安慰剂。对阿片类药物产生抵抗的神

经性疼痛，可增加辅助药物的使用。

⑤遵循 WHO 的 3B 原则：第一，口服给药（by the mouth）：在患者状况许可下，以口服为原则。第二，定时给药（by the clock）：在前一剂量药效尚未消失时给予下一剂量以维持血液中浓度，不必待患者感觉疼痛时再给药。第三，依三阶梯给药（by the ladder）。

⑥随时监测药物的止痛疗效，预防处理副作用发生，或评估添加辅助药物（如止吐剂、轻泻剂、精神用药等），提供相关药物的护理指导。

⑦在快速增加阿片类药物剂量的同时，如果疼痛控制不佳，应当考虑进行疼痛或姑息治疗评估或会诊。

⑧在开始使用阿片类药物治疗时，要制订一个恰当的用药计划。不必同时使用两种阿片类药物。对于止痛药无法完全涵盖的疼痛，一般建议在原来规则使用的药物上追加额外剂量，而非另用一种药物。

⑨由于止痛药物均有不同程度的耐药性，应交换使用不同止痛药物。

⑩规范的三阶梯镇痛方案仍有 10%—20% 的顽固性癌痛无法缓解。此时可使用微创介入、放射治疗、物理疗法、心理治疗等方式缓解疼痛。

2. 管理方法

（1）整体护理

应减少或消除引起疼痛的原因，解除疼痛的刺激源。同时，应强调处理“整体痛”，即在处理生理疼痛时，其他心理、社会和灵性问题也应得到更好的处理。首先要承认患者存在心理精神的痛苦，鼓励患者进行生命回顾，讨论愧疚、谴责、懊悔、原谅等问题，与家人朋友话别、忏悔、感恩，获得疏远亲友原谅，重建社会人际关系，结束世间一些未了的事情，如财产、法律等。以生命回顾方式鼓励患者叙述他们的往事，以帮助他们辨认生命的目的、价值与意义，接受生命的终结与自然规律。可设定一些可完成的短程目标，接受别人的爱与关怀。帮助建立灵性支持系统，尊重患者的宗教信仰、饮食限制、礼俗等，举行一些宗教仪式如诵经、祈祷、受洗、忏悔等。鼓励其运用一些注重心灵舒适的技巧，如放松、想象、音乐、阅读等。医护人员要注重发挥语言及非语言的技巧，给予患者关爱关怀，以此帮助他们来解除心理和灵性方面的疼痛。

（2）药物护理

止痛药物是目前解决疼痛的重要措施之一，其种类分为非阿片类止痛药、阿片类止痛药及辅助药等。药物镇痛应遵循五大原则：口服首选、按阶梯给药、按时给药、个性化给药、注意监测用药反应和副作用。

为确保达到有效的镇痛效果，应使用创伤性最低、最简便和最安全的给药方式。口服给药是治疗慢性疼痛的首选。对于能够口服药物的患者，应首先考虑口服，除非需要快速镇痛，或患者存在口服给药的不良反应。其他的给药途径有直肠、肠外、舌下、颊黏膜、鼻腔、皮下、静脉、脊髓及吸入等非经口途径。透皮贴剂给药是常用的无创给药途径。

药物治疗中，世界卫生组织（WHO）提供的癌痛三阶梯疗法被临床普遍应用。使用三阶梯药物治疗时，要结合老年病人的病理生理变化选择药物和剂量。第一阶：非阿片类药物，适用于NRS 1—3分的病人，对乙酰氨基酚是最常用的镇痛药。第二阶：控制轻、中度疼痛的阿片类药物，适用于NRS 4—6分的病人，这类药物包括可待因和二氢可待因等。第三阶：控制中、重度疼痛的阿片类药物，适用于NRS 7—10分的病人，吗啡为最常用药物。对于衰弱的老年人或是肾功能衰退的病人，吗啡的起始剂量应减小，并且在24—48小时后重新评估每天的药

物剂量，加量或减量25%—50%来调整。老年病人个体化治疗是止痛剂应用的主要原则。其他阿片类药品如美沙酮、芬太尼等也可使用。在剂型的选择上，口服方便又经济，同时经皮给药治疗也逐渐被广泛接受。对于阿片类药物的不良反应，不同病人

的差异很大，医生应根据病人耐受能力调整剂量和用药速度。

二、常见非疼痛症状的管理

临终患者除疼痛症状外，还会出现很多其他症状，给患者和家属造成了极大痛苦，护理人员应给予高度重视和真心关爱，采取积极的综合护理措施有效控制这些症状。

（一）疲劳和衰弱

1. 症状概述

衰弱是一种临床综合征，它的特征是生理储备功能减弱，多系统功能失调。机体应激和保持内环境稳定能力降低，最终导致不良后果，如感染、跌倒、失能甚至死亡。衰弱往往发生在高龄、共病及疾病终末期的老年人中。

2. 评估方法

疲劳和衰弱与活动水平无关，不能通过休息和睡眠缓解，并且影响躯体功能、认知能力和情感。有许多与衰弱和疲劳相关的因素，如疼痛、焦虑、睡眠障碍、贫血、营养不良、水电解质失衡等。

评估包括症状模式、持续时间、相关因素及缓解因素、对生活质量的干扰等；严重程度用1—10分来评分。常见的评估量表有Fried衰弱表型评估量表、临床衰弱等级量表等。

3. 管理举措

（1）日常活动日记可以帮助确定影响因素。

（2）如果有可逆性病因，则应去除。

（3）在安宁疗护中，医护人员与病人及家属的有效沟通非常重要，正视其症状、了解病因，对预防不良事件的发生有积极帮助。

（4）关于疲劳和衰弱的药物治疗，可针对病因给予处理，如对厌食病人应用糖皮质激素和孕激素等。精神药物亦会有一定疗效，如金刚烷胺、利他林、莫达芬尼等。

（5）非药物治疗中，体力活动是可选择的方式。有研究表明，适当的体力活动与营养支持、参与社交、训练认知功能一样可以起到预防和延缓衰弱发生的作用。

（二）体温升高与降低

1. 症状概述

体温是指机体内部的温度。正常人腋下温度为36—37℃，口腔温度比腋下高0.2—0.4℃，直肠温度又比口腔温度高0.3—0.5℃。超过正常值0.52℃以上称为体温升高，而低于正常值0.5℃及以上称为体温降低。体温升高或降低可发生于大部分的临终患者。

引起发热的原因很多，最常见的是感染，其次是结缔组织病、恶性肿瘤等。体温降低见于营养与热量摄入不足、体温调节功能差、保暖不够及疾病因素等。

其临床特点主要表现为：其一，主观症状，头痛、疲乏无力及肌肉酸痛等。其二，客观症状，体温升高或降低、面部潮红或苍白、呼吸增快、心率加快、寒战及出汗等。

2. 评估方法

（1）评估患者引起体温变化的原因、发生的缓急、变化的程度、伴随症状及体温变化对机体功能的影响。

（2）进行辅助检查，如尿便常规、血培养、痰培养、白细胞计数与分类、红细胞沉降率、C 反应蛋白及电解质等。

3. 管理举措

（1）病情观察

持续监测体温变化，同时注意呼吸、脉搏、血压的变化，以及有无出汗、皮疹及大小便异常等。使用解热镇痛剂者，应密切观察有无虚脱、休克现象，并注意实验室检查指标的变化。

（2）对症护理

①高热护理先予物理降温，无效时可按医嘱给予药物降温，物理降温如冰袋、冰毯、冰帽、降温贴等。药物降温时应注意观察出汗情况，防止出现虚脱或休克现象。对发热伴大量出汗者应记录 24 小时液体出入量。

②低温护理注意保暖，加盖毛毯，添加衣物，防止体热散失，给予热饮，提高机体温度，提高体内制造能量的机能。

③寒战护理注意保暖，协助患者饮温开水，待患者无明显的发冷寒战时，准确测量体温，遵医嘱抽血培养后行退热治疗。

④意识障碍、头痛和抽搐护理中枢神经系统转移或感染的患者出现以上症状，应及时遵医嘱用药，设专人看护，拉起床挡，避免坠床。

（3）心理护理

给予患者心理安慰，稳定情绪，消除紧张及恐惧情绪，满足患者的心理放松及舒适的需求。

（4）生活护理

①卧床休息，满足患者的生活需要，保持病室安静及空气清新。

②加强口腔护理，防止口腔感染。

③维持营养均衡，注意补充水、电解质和营养物，促进血液循环与新陈代谢。

④皮肤护理：高热者及时擦干汗液，更换衣服及床单，协助其改变体位，防止压疮、肺炎等并发症的发生。

（5）健康指导

指导患者及家属保持室内空气流通，避免外邪入侵。指导正确使用体温计的方法，识别体温异常的表现。

（三）睡眠障碍

1. 症状概述

睡眠障碍是由于器质性或非器质性因素导致的睡眠质量或时序的变化，即失眠、嗜睡、睡眠—觉醒节律障碍或睡眠中出现异常的发作性事件等。临终患者睡眠障碍问题明显。

引起临终患者睡眠障碍的常见原因包括：（1）生理因素：如疼痛、呼吸困难、咳嗽、皮肤瘙痒、夜尿及腹泻等。（2）心理因素：如焦虑、抑郁、烦躁等。（3）环境因素：如强光、噪音、温度变化等。（4）药物因素：与服用激素、咖啡因、支气管扩张剂、非甾体类药物有关。（5）化疗所致胃肠道反应、放疗所致周围组织器官的功能破坏等。

2. 评估方法

（1）评估患者失眠的表现、程度及发生原因，如疾病、药物、心理和环境因素，有无不良的睡眠卫生习惯及生活方式等。

（2）可行睡眠监测检查。

3. 管理举措

（1）病情观察

观察睡眠障碍的表现，如睡眠的时间、深度等，观察引起睡眠障碍发生的诱因。

（2）对症护理

①环境护理。创造良好的睡眠环境，保持室内空气新鲜、安静和整洁，降低设备、仪器的声音，这些常规工作应在患者睡前进行。

②舒适护理。选用适合的枕头，给患者调整舒适的体位，患者可以使用家里惯用的枕头和睡衣，并做好身体清洁卫生，以及睡前排便。

③饮食护理。睡前避免服用含咖啡因的刺激性食物。

④药物护理。对于疼痛难忍者，遵医嘱予以镇痛药或者催眠药物。指导患者按医嘱服用药物，严禁自行加减或停用。

⑤中医护理。按压艾灸百会穴和涌泉穴、使用耳穴压豆疗法等可促进睡眠；睡前用活血安神药物泡脚可促进气血运行，起到安神作用，从而改善睡眠。

（3）心理护理

缓解患者压力及焦虑情绪，给予同理心支持，指导放松技巧，必要时予以陪伴，有助于增加患者的安全感，鼓励其分享感受，耐心开导。

（4）生活护理

为患者建立健康的生活方式，注意劳逸结合，保持运动和休息时间的平衡，保证白天尽量少睡觉，安排适当的活动。

（5）健康指导

告知患者影响睡眠障碍的因素和有关睡眠的知识，指导患者正确看待自己的病情与睡眠状态，消除对疾病的恐惧感，接受和积极面对疾病。

（四）吞咽困难

1. 症状概述

吞咽困难指吞咽费力，食物通过口、咽或食管时有梗阻感。吞咽困难约占癌症患者的 10%，在头颈肿瘤患者中尤其常见，据不完全研究统计，其发生率为 50%—75%。

临终患者发生吞咽困难最常见的是口干和口腔溃疡，引起的原因有口腔、咽喉病变，食道内肿瘤、纵隔肿瘤压迫，放射治疗造成的狭窄，神经肌肉异常和极度虚弱等。

2. 评估方法

（1）评估患者意识状态、口腔功能、舌部运动、软腭上抬、吞咽反射、牙齿状态、口腔知觉、味觉及营养状况等。

（2）血常规、纤维电子喉部内窥镜检查、吞咽造影检查等。

3. 管理举措

（1）病情观察

观察患者进食的方法、途径、速度等，如发生呛咳、呕吐应停止进食，以免发生意外，吞咽困难者需观察营养状况。

（2）对症护理

①体位：选择坐位或半坐位，颈部前屈，如不能取坐位可采取健侧卧位。

②选择适宜的食物：根据吞咽障碍的程度选择适宜的食物。本着先易后难的原则，可先从蛋羹、豆腐脑、米糊等半固形食物开始，逐渐过渡到固体食物，最后到正常饮食。少量多餐，每日5—6餐，每餐入量250—350 mL。

③进食方法：进食前清理口腔和咽部，确保口腔及咽部无口水、痰液等。进食的一口量不宜太大，可从3—4 mL开始，汤勺选择适宜，利于送入口腔，进食过程不宜聊天。

④呕吐处理：出现呕吐时应立即将头偏向一侧，防止呕吐物吸入气管引起窒息，必要时床边备好吸引器。

⑤必要时遵医嘱予鼻饲，并做好鼻饲护理。

（3）生活护理

口腔护理是防止口腔感染、保持口腔正常生理功能及促进食欲的重要措施。

进食后应做好口腔护理，及时将口腔及咽部的残留食物清洁干净。

（4）健康指导

与患者及家属一起就喂养的目标和治疗计划达成共识。指导患者及家属特殊食物的调配及膳食搭配，以促进患者食欲，保证营养。指导安全的进食方法，防止误吸。

(五) 恶心呕吐

1. 症状概述

恶心是一种特殊的主观感觉，表现为胃部不适和胀满感，常为呕吐的前奏，多伴有流涎与反复的吞咽动作。呕吐是一种胃的反射性强力收缩，通过胃、食管、口腔、膈肌和腹肌等部位的协同作用，迫使胃内容物由胃、食管经口腔急速排出体外。恶心与呕吐是临床上临终患者最常见的症状，而化疗引起的恶心呕吐是肿瘤患者常见的症状之一，其发生率可高达 60% 以上。

临终患者发生恶心呕吐大多与进食无关。其原因主要有以下几种。第一，肿瘤相关性因素，如肿瘤或转移淋巴结导致的肠梗阻，骨转移导致的高钙血症，肿瘤中枢神经系统转移和颅压增高等，肿瘤所致的电解质紊乱，化学性刺激，放化疗反应引致恶心呕吐。第二，治疗相关性因素，多种药物均可导致恶心呕吐，如阿片类药物、抗生素、铁剂、三环类抗抑郁药等。第三，伴发疾病所致，如心衰患者的胃肠道反应。第四，体质虚弱和免疫功能减低所导致的并发症，如便秘、食道真菌感染等。第五，心理因素。

2. 评估方法

（1）评估患者生命体征、神志、营养状况、腹部体征有无脱水等。评估患者恶心与呕吐发生的时间、频率、原因或诱因，呕吐的特点及呕吐物的颜色、性质、量、气味及伴随症状等。

（2）呕吐物相关检查，水、电解质等。

3. 管理举措

（1）病情观察

观察并记录患者生命体征，出入量，呕吐的时间、次数、方式，呕吐物的性质、量、颜色、气味、成分及营养状况等。

（2）对症护理

①预防为主：治疗开始前应充分评估呕吐发生的风险，制订个体化的呕吐防治方案，如在化疗前给予预防性的止吐治疗。止吐药物最好预先给予，以口服为佳，发生呕吐时采取药物控制。在预防和治疗呕吐的同时，还应该注意观察止吐药物的不良反应。

②呕吐时协助患者坐起或侧卧位，膝部弯曲，使其头部偏向一侧，预防误吸。

③进行口腔清洁，消除口腔内残留物的刺激。护理时应避免刺激舌、咽喉、上腭等诱发恶心呕吐。

④及时清理污染用物，更换干净衣服、被褥等。

⑤食物暂时减量或禁食。

（3）中医护理

指压内关穴和足三里穴有助于止呕，采用生姜、半夏、白术等健脾、健胃药物制成贴敷剂，贴于曲池、内关、足三里等穴位，可缓解患者化疗引起的恶心呕吐。耳穴压籽，取胃、食管、交感、脾等穴位，可缓解恶心呕吐的症状。

（4）心理护理

关爱患者、耐心解释，消除患者紧张不安情绪。

（5）生活护理

病房内空气流通性差，温度和湿度不适宜，异味、噪音及空间拥挤杂乱等不良因素均可诱发或加重恶心呕吐。食物气味过重、油腻、过热及过冷都可引起恶心、呕吐；甜食也往往是引起呕吐的因素。因此，应保持环境清洁安静，空气清新，为患者创造愉悦的环境；鼓励患者阅读、看电视或从事感兴趣的活动等，可以转移患者的注意力，有助于稳定情绪，减轻其恶心呕吐症状。

（六）呼吸困难

1. 症状概述

美国胸科协会将“呼吸困难”定义为由不同性质和不同强度感觉所组成的一种呼吸不适的主观感受。

呼吸困难是终末期患者的常见症状，研究显示，70.2%的患者在生命的最后6周内伴有呼吸困难，发生率仅次于疼痛和进食困难。

2. 评估方法

呼吸困难不仅是躯体症状，还可能受心理、社会、精神等多方面因素影响，处理时首先需要评估是否存在可逆性的病因，如感染、胸腔积液、贫血、血栓等，给予病因治疗。

3. 管理举措

（1）对症护理

①药物物理。呼吸困难的药物治疗主要包括阿片药物和苯二氮卓类药物。阿片类药物可以调节中枢对呼吸困难的感知，降低呼吸中枢对 CO^2 的敏感性，减弱过度的反射性呼吸兴奋，使急促浅表的呼吸得到缓解，减少耗氧量。此外，阿片类药物具有中枢镇静作用，有利于消除患者的焦虑、恐惧情绪，减少呼吸困难的不愉快感。通过适当的滴定，阿片类药物并不会增加患者呼吸抑制的风险，并可以有效改善呼吸困难。吗啡是缓解呼吸困难最常用的药物，对于未使用过阿片类药物的患者，采用较低的初始剂量（如 2. 5 mg/2h—10 mg/2h 口服或 1 mg/2—3 mg/2h 皮下注射），并根据患者的呼吸困难评分，将其剂量调整至最低的有效剂量，对于已经使用阿片药物镇痛的患者，可以考虑增加阿片药物的剂量（如 25%）以便改善呼吸困难的症状。吸入性的阿片药物有效性待进一步证实。

②调整体位。坐位或半卧位姿势有利于改善患者的呼吸状况。前倾坐卧可增加腹压，提高膈肌效率，减少腹部矛盾运动和辅助呼吸肌运动。

③保持呼吸道通畅。及时清理呼吸道分泌物，对无力排痰者，予以机械吸引。

④氧气吸入。给予氧气吸入治疗，并指导患者安静休息以减少身体耗氧，从而减轻呼负担。

（2）心理护理

严重的呼吸困难易造成恐惧，而恐惧本身又加重了患者的呼吸困难，应让患者表达出他们的恐惧，适当给予心理支持和疏导，使其接受心理放松训练。

（3）生活护理

保持环境清洁整齐、室内空气流通，温度保持在 18—20℃，湿度保持在 50%—60%，避免对流风及刺激性气味。衣着宽松，尤其是领口胸围。保持舒适的姿势，放松肌肉，可舒缓胸口紧绷的感觉。

（七）便秘

1. 症状概述

便秘是指粪便减少或较硬而引起的排便次数减少和排便困难等问题。便秘是阿片类药物最常见、最持久的不良反应。约 50%

的专业安宁疗护机构的病人会出现便秘症状。

老年人便秘的原因有多种：生理功能减退，胃肠道蠕动减缓，结肠、肛门肌肉松弛；牙齿松动、脱落，不愿进食新鲜蔬菜，进食过于精细；不良排便习惯，克制忍耐不立即排便；疾病、药物、心理影响等。

2. 评估方法

关于便秘的评估，有两方面需要考虑，一是可测量的症状，如排便频率和粪便的性质；二是病人自身的感觉，这与他们的不舒适程度和肠道排泄改变有关。

常用的评估量表有：便秘评估量表、Constipation Visual Analogue Scale（CVAS）量表和 Eton 量表等。完整的病史对于鉴别便秘具有重要的意义，记录每天排便情况有助于评估结果的准确性。

3. 管理举措

便秘治疗的一般措施包括：鼓励患者足量饮水、进食高纤维食物、增加运动量，为患者进行辅助按摩、排便习惯指导等。药物应用中，粪便软化剂和缓泻刺激剂的联合使用常常能取得较好疗效。如出现肠绞痛意味着软化剂相比于刺激剂用量不足，而出现粪漏则意味着软化剂需减量。对于不能口服或有脊髓病变的病人，则需给予直肠栓剂。

（八）厌食和（或）恶病质综合征

1. 症状概述

厌食和（或）恶病质综合征（anorexia-cachexia syndrom，ACS）是许多终末期疾病存在的复杂代谢过程，表现为食欲减退、体质量下降等。在老年和儿童患者中更常见。

原发性ACS是由高代谢性肿瘤引起的，而继发性ACS起因于肿瘤带来的其他问题，如恶心呕吐、黏膜炎、味觉改变等，这些问题均可引起食欲减退。

2. 评估方法

对ACS的评估应该包括：排除引起ACS的其他病因，如口腔问题、疼痛、抑郁、胃肠道症状等，调查病人对于体质量、营养的看法，评估病人社会心理方面。

此外，老年病人，尤其是疾病终末期病人的情绪型厌食也常常存在，医护人员应及时与病人和照顾者进行有效沟通，给病人以安慰和心理支持，从而避免疾病导致的情绪型厌食发生。

3. 管理举措

ACS的治疗是多方面的，主要有药物治疗和营养支持治疗，还包括物理、社会心理治疗等。药物治疗中，糖皮质激素可显著提升食欲、增加能量摄入、改善乏力症状和提高舒适感。但是长期应用糖皮质激素（>4周）的不良反应限制了它的较多使用。醋酸甲地孕酮主要在增加脂肪方面纠正体质量指数下降，但是却伴有血栓、阴道出血、阳痿等不良反应。另外胃动力药多潘立酮片（吗丁啉）、甲氧氯普胺片（胃复安）等也能促进消化、增强肠蠕动、改善食欲。营养支持治疗包括肠内和肠外营养，对于维持病人营养和功能状态以及增强病人对疾病的耐受力有很大帮助。

（九）尿失禁

1. 症状概述

尿失禁可能由潜在疾病或是药物引起，通常与活动能力降低或认知能力下降有关。尿失禁可导致许多症状，如尿频、尿急和夜尿。

2. 评估方法

病人的潜在疾病、认知能力、疼痛功能可作为评估的起点。其中导致尿失禁的疾病有多种：完全性尿失禁常常由肿瘤、梗阻、异常排空引起，压力性尿失禁常常源于盆底薄弱、低张性膀胱，神经性尿失禁则多由脊髓压迫导致。其他病因有：感染、瘘管、糖尿病等。

3. 管理举措

去除病因是首要治疗方案，若有不可逆因素存在，定期如厕、更换尿垫也可帮助病人提高舒适度。在疾病终末期，病人完全尿失禁可以考虑留置导尿管。治疗药物主要为抗胆碱能类药物。

（十）咳嗽、咳痰

1. 症状概述

咳嗽是一种常见症状，研究表明，57%的门诊肺癌患者存在咳嗽症状，这些患者中有一半认为咳嗽需要进行治疗，其中23%的患者感觉咳嗽伴有疼痛。

2. 评估方法

咳嗽的处理首先需要全面评估，分析可能导致咳嗽的原因，如肿瘤的浸润或阻塞、胸腔积液或心包积液、感染、胃食管反流、COPD或慢性心衰加重等，进行相应的病因治疗。其次，需要区分咳嗽是干咳还是伴有咳痰，干咳以镇咳为主，伴有咳痰需要使用黏液溶解剂。支气管扩张剂和糖皮质激素（如泼尼松）可以治疗肿瘤相关的炎性反应性咳嗽；抗胆碱能药物（如东莨菪碱）可以抑制分泌物，缓解气道痉挛，特别适用于终末期伴有气道分泌物增加的咳嗽症状；慢性咳嗽需要考虑是否存在胃食管反流，必要时应用制酸或胃动力药物（如多潘立酮）。

3. 管理举措

咳嗽的症状处理方面首先可以选用润喉止咳糖浆，如果效果欠佳需要使用阿片类药物，阿片类药物具有中枢性镇咳作用，对各种原因引起的咳嗽均有一定效果，建议采用福尔可定、双氢可待因或吗啡。低剂量的吗啡（5 mg）可能具备缓解咳嗽的作用，但是提高剂量不一定能够优化镇咳效果，如果疗效欠佳，可以考虑使用外周性镇咳药物，如左羟丙哌嗪或莫吉斯坦等。顽固性的咳嗽可以考虑雾化吸入局部麻醉药物，比如利多卡因。其他药物如安定、加巴喷丁、卡马西平、阿米替林、沙利度胺等也在临床试验中显示了初步的效果。

三、常见濒死期症状的管理

濒死期是临近死亡，又称临终状态或濒临死亡阶段。这也是未达到死亡的一种生命本质无法复合退化的临终阶段。随着死亡脚步的临近，临终患者的症状将更加恶化，会出现喉间痰鸣音、神志不清、指甲苍白或青紫、出冷汗、四肢厥冷等症状，最后肌肉松弛、大小便失禁、血压测不到、瞳孔散大、对光反射消失后走向死亡。此期需要护理人员提供优质的专业照护，使临终患者舒适、安详、有尊严地离世。

（一）临终脱水

1. 症状概述

脱水是指个体因持续性呕吐、流汗及腹泻，导致过多水分丧失，或者因水分摄取不足所导致。临终患者随着躯体机能的衰退，对食物及水的需求越来越少，加上恶心呕吐及恶病质等因素使得脱水成为濒死期常见的症状之一。

引起濒死期患者出现脱水症状的常见原因有厌食、不思饮食水，呕吐、禁食引起的紧张性脱水，发热又无法经口补充水分所引起的高钠性脱水及过度使用利尿剂引起的低钠性脱水等。

患者会有口腔干燥、咀嚼和吞咽困难或疼痛现象，还包括体位性低血压、皮肤干燥、便秘、虚弱、抽搐、躁动不安及意识障碍等表现。有些患者可因脱水而影响原有的躯体不适症状，例如，因水分减少减轻了水肿或腹水症状。

2. 管理举措

临终脱水症状的护理应根据个人表现的症状给予相应护理。例如，对于口腔干燥者要注意保持其口腔湿润，可以利用棉签蘸水湿润口唇，涂抹润唇膏或橄榄油。鼓励患者少量多次饮水。皮下点滴注射是既方便又不会给患者造成太大伤害的补液方式，一般以每天尿量为标准，增加至少 500 mL，或每天给予 1500—3000 mL 的液体。部分家属见到患者日渐消瘦、无法进食，会要求给予静脉输液，此时需要评估患者的意愿，权衡静脉输液对患者的利弊，澄清不予输液并不是放弃，而是考虑到输液后反而造成患者水肿、分泌物增加及穿刺的痛苦。

（二）死前喉鸣

1. 症状概述

死前喉鸣又称死前咯咯音。临终患者由于衰竭无力无法将聚集在喉部或气管的分泌物排出，呼吸时气流流经积存的分泌物时产生“咯咯”声。在生命末期，临终喉鸣发生率为 30%—50%，常见于极度虚弱和濒死状态的患者。

患者呼吸时出现类似“咯咯”音的喉鸣，是因为患者肌肉逐渐无力，使得喉头的分泌物无力吞下或咳出，积攒在喉头而随着呼吸发出的声音。

患者可能出现一声或数声持续时间较短的剧烈的吼声，张口费力呼吸且频率较快，中间有 10—30 秒的呼吸暂停现象，然后迅速进入死亡状态，可能伴有四肢挣扎。

2. 管理举措

（1）体位护理

帮助患者翻身侧卧或抬高床头以利于呼吸。采取侧卧位以利于口水流出或把头抬高以利于吞咽。如果出现呼吸暂停现象，可把床头摇高或用枕头把头垫高。

（2）心理护理

安慰患者家属并解释此种声音常是死亡前的征兆，并不是呛到或不舒服。患者家属可以紧握患者的手，抚摸患者，语言安慰患者。

（3）呼吸道护理

吸痰对濒死期患者帮助不大，多数患者尤其是深部有痰液的患者不宜吸出且增加痛苦，如果是位置较浅、在喉部的分泌物可把床上升30度，使口水能吞入，必要时可轻柔抽吸痰。

（4）药物护理

适当使用药物，可用抗胆碱类药物如阿托品减少呼吸道分泌物，或通过雾化吸入稀释痰液。

（三）谵妄状态

1. 症状概述

谵妄是一种以兴奋性增高为主的高级神经中枢急性活动失调状态，是在意识清晰度降低的同时，表现有定向力障碍，包括时间、地点、人物定向力及自身认知障碍，并产生幻觉、错觉。幻觉以幻视多见，内容多为生动、逼真而鲜明的形象，如看到昆虫、猛兽、鬼神、战争场面等。

谵妄状态产生的原因常是多方面的，包括器官衰竭、镇痛不充分、中枢神经系统疾病和感染环境及药物作用等。

谵妄最显著的症状是患者意识模糊，伴有对时间、地点、人物的定向紊乱，很难集中注意力，对每天经常发生的事情和日常常规活动往往发生错乱，以及性格和情绪改变。

谵妄可分为活动过多型和过少型（活跃型谵妄和安静型谵妄）。

（1）活动过多型亦称为活跃型，表现为突然发作、兴奋、躁动不安，通常尝试拔除导管，定向力丧失，知觉紊乱，出现幻觉、错觉，行为无组织、无目的，思维混乱，语无伦次，短期记忆丧失，情绪不稳定或有攻击性。

（2）活动过少型又称为安静型，其特点是退缩、情感贫乏、淡漠、昏睡及反应下降。

2. 管理举措

（1）安全护理

患者出现烦躁不安的情形时，注意保护其安全，避免受伤，尽量减少甚至避免约束患者。评估及改造环境，以防患者跌倒或受到意外伤害，如移去一些患者易伤害自己的物品或设备，摘除活动假牙、耳环、发夹、戒指和手表等物品。若患者平时戴眼镜或助听器，在谵妄时应戴上，以帮助患者能够看清或听清，使患者有安全感。若患者要求下床，应评估安全性和患者体力。

（2）药物护理

对症控制症状可使用氟哌啶醇、咪达唑仑、苯巴比妥等。注意药物使用剂量、次数及方法，观察药物不良反应。

（3）稳定情绪

对发生谵妄且思维混乱的患者，反复给予讲解，促进认知功能的恢复，并给予一定的暗示。对产生幻觉的患者，用亲切的语言耐心解释，反复讲解目前的真实情况，用医护人员及亲人的关心，阻止幻觉的延伸。照护者在患者情绪稳定的时候，呼唤患者的姓名，并告知所处环境、时间等信息，帮助恢复定向力。

（4）环境护理

减少噪声、保持安静，工作人员及家属说话声音降低，避免在病房中交谈，避免重物撞击，避免其他患者围观，以熟悉的环境、事物来缓解患者的焦虑不安。如携带家中熟悉的物品、习惯穿着的衣物等。白天保持明亮的光线，不要拉起窗帘；夜间尽量减少光源，帮助患者矫正日夜颠倒的情形。

（5）健康指导

告知家属可能引起谵妄的原因，解释病情以减少家属的恐慌。

(四) 感知觉减退

1. 症状概述

临终患者的视力、触觉、嗅觉和听力都有减退，其是由濒死期神经机能的退化所导致的，临终患者视觉模糊，触觉不敏感，最后消失的感知觉是听力。

2. 管理举措

（1）房间宜使用柔和的灯光，避免光线直射眼睛。通过目光和眼泪领会临终患者心灵与情感的信息。

（2）无论患者有无回应，都应坚持与患者对话，并鼓励患者家属与患者做最后的交流道别，说出感受、表达爱意，即使患者可能不会有任何回应。尤其是在患者弥留之际，家属与患者之间的情感沟通、守护陪伴及握手触摸等可以起到安抚、减轻患者痛苦和恐惧的作用。

（3）可以适当播放舒缓音乐，创造安宁氛围。

（五）皮肤湿冷

1. 症状概述

濒死期患者出现手脚冰冷，身体低位或末端的皮肤颜色逐渐变深，有时会出冷汗。

由于濒死期患者会出现血液循环变慢或血压下降、周围血管痉挛、极度虚弱、营养不良，故而导致皮肤湿冷。一般来说，其表现为全身皮肤苍白湿冷、四肢末梢冰冷，靠床侧的皮肤颜色变深或出现紫色的瘀斑，皮肤可能有潜在出血点，肌肉松软无弹性、色泽暗淡，口唇甲床呈灰白或青紫色。

2. 管理举措

（1）适当保暖，可以使用暖灯但不可使用电热毯或热水袋，以免皮肤烫伤。不必加盖棉被，以免让临终患者感到非常沉重，难以忍受。

（2）协助翻身，帮助其寻找舒适的体位，可温柔地按摩患者的四肢，改善外周循环。

（3）维持皮肤清洁，可给予温水拭浴。

/ DI 4 ZHANG /

第四章

安宁疗护的实用技能与操作

本章概述

想要行之有效地为病人提供安宁疗护，就要掌握一定的技能，懂得如何实践操作。本章为安宁疗护的实用技能与操作，分别从三方面进行阐述，分别为身体照护技能、心理护理技能以及精神呵护技巧。

第一节　身体照护技能

一、肠内营养

（一）概述

肠内营养（Enteral Nutrition，EN）是指通过胃肠道途径为人体提供营养的方式。它具有符合生理状态、能维持肠道结构和功能的完整、费用低、使用和监护简便以及并发症较少等优点。根据组成的不同，分为整蛋白型肠内营养、短肽型肠内营养和氨基酸型肠内营养；根据用途的不同，可分为通用型和疾病导向型；根据给予的途径不同，分为口服和管饲，其中，口服途径又可分为部分经口营养补充和全量供给。

1. 肠内营养的使用时机

临床上，肠内营养的可行性取决于患者胃肠道是否具有吸收各种营养素的能力及是否耐受肠内营养制剂。虽然大多数研究表明，营养支持对终末期患者获益不明显，因而不应极力推荐，但在充分考虑患者及家属的意愿上，可以适当给予患者肠内营养支持。而对于濒死期患者，不建议使用肠内营养。

2. 肠内营养的适应证

有意愿接受营养支持疗法且同时满足以下条件的终末期患者：

（1）经营养风险评估筛查需要营养支持疗法的终末期患者。

（2）胃肠道能耐受肠内营养制剂的终末期患者。

3. 肠内营养的禁忌证

（1）重症胰腺炎急性期。

（2）严重麻痹性肠梗阻、上消化道出血、顽固性呕吐、腹膜炎或急性腹泻。

（3）重吸收不良综合征及严重营养不良患者。

（4）重度糖尿病和接受高剂量激素治疗患者，都不耐受一般肠内营养的糖负荷，可选用疾病导向型专用制剂。

4. 患者/家属评估

（1）评估有无腹部胀痛、恶心、呕吐、腹泻，腹部有无压痛、反跳痛和肌紧张等腹膜炎体征，了解肠鸣音、胃肠动及功能情况。

（2）评估生命体征是否平稳，有无呛咳、呼吸急促，有无休克、脱水或水肿征象。

（3）了解患者及其家属对营养支持的认知程度、接受程度和承受能力。

（4）了解患者及其家属对家庭肠内营养支持的意愿、认知程度、照护能力以及家庭状况等。

（二）护理要点与注意事项

（1）评估

评估有无恶心、呕吐、腹痛、腹胀等不适，询问有无肛门排气排便，听诊肠鸣音。

（2）体位

患者取舒适体位，抬高床头30°，无禁忌患者可呈坐位或半坐位，头偏向一侧。对于昏迷患者，应取去枕平卧位，头向后仰。

（3）管道护理

正确进行明显的管路标识，保持管路的通畅。检查患者鼻空肠营养管的置入深度，鼻贴固定情况、鼻部黏膜是否完整。若为腹部的空肠造瘘管，观察置入深度及置入周围的皮肤、缝线或敷料情况。如为胃管，需评估胃管是否在胃内，以及检查胃管是否盘在口中。

（4）检查残余量

如残余量小于150 mL，回注残余量，继续管饲；如残余量大于150 mL，回注残余量，并暂停管饲1次，回注1小时后再次评估患者；如残余量大于200 mL，通知医生做相应的处理。

（5）管饲

①管饲前先注入20—30 mL温开水，再注入管饲液。②灌注

器灌注时每次量不超过 300 mL，推注速度缓慢。③对于泵注或重力滴注者，选择合适的滴速。使用营养泵持续喂养时，速度从慢到快，首日速度为 20—50 m/h，次日起每隔 8—12 h 可增加速度 10—20 m/h，逐渐加至 80—100 m/h，2—24 小时内输注完毕。④营养液输注结束后注入 20—30 mL 温开水脉冲式封管。⑤管饲结束后将用物冲洗干净，以备下次使用，每 24 h 更换管饲用物。⑥使用重力滴注、营养泵泵注或持续输注时在营养液瓶身、营养管上贴上亮色肠内营养专用标记，持续使用时每 24 h 更换肠内营养输注管路。

（6）宣教

告知患者及照护者管饲后继续抬高床头 30°—45°，至少 30 分钟。

（7）记录

①管饲量、方式、残余量。②患者的胃肠道反应（恶心、呕吐、腹泻、胃潴留、反流）。

二、肠外营养

（一）概述

肠外营养（parenteral nutrition，PN）是指通过胃肠道以外途径（即静脉途径）为人体提供营养的方式，以达到维持机体代谢所需的目的。当终末期患者有营养风险而无法经胃肠道摄入足够的营养素时，在充分考虑患者及家属意愿的基础上，可给予肠外营养支持。

（二）护理要点与注意事项

（1）营养液准备

①肠外营养液必须在净化空间内配制，配制时严格执行无菌技术。

②添加了维生素与微量元素的 TPN 应在 24 小时内输注完毕，使用前可在冰箱冷藏（2—8℃）≤12 小时。不含维生素与微量元素的 TPN 在室温下可保存 30 小时，2—8℃下可保存 7 天。使用前 1 小时取出，自然复温。

②TPN 应在室温、避光或 4℃冰箱中保存。由于光线会影响多种维生素及氨基酸的稳定性，因此为患者输注时应注意避光。

（2）营养液输注

①遵医嘱测生命体征，应分别记录出入量和 TPN 入量。

②对于输注肠外营养的患者，须按照医嘱 16—24 小时内滴完 1 天的用量。

③在输注前及整个输注过程中应观察营养液的性质：有无分层、变色、沉淀等现象发生。一旦肉眼能看到沉淀物或脂肪滴，就不宜再输入。

④TPN以恒定的速度输入（建议使用输液泵），不应突然停止（除非医生允许）。如果速度落后，不要急于追赶。每2小时观察并记录滴速及其他反应。

⑤输注过程中观察有无输液反应，如面色潮红、皮疹、恶心呕吐、发热等。

⑥TPN初次、重新使用或调整浓度再次使用，应每6小时监测血糖，持续3

天；如果平稳，血糖测定可改至每天1次或遵医嘱。使用时，尤其应避免低血糖的发生。

⑦一般情况下外周输入TPN的糖浓度＜10%（浓度见TPN医嘱单）。

⑧使用双腔或三腔中心静脉导管时，TPN液应从远端开口的一腔输入。

⑨保持导管通畅，避免扭曲、打折，输注过程中床头抬高30°，以防液体倒流、回血而堵管。

⑩脂肪乳剂一般不经外周静脉直接单独输注。若单独输注时滴速需控制在每分钟30—40滴，以防脂肪小球积聚。

三、静脉导管维护

（一）概述

终末期患者临床主要采用支持、对症或中医中药治疗，而静脉输液是临床给药的常见途径。终末期患者静脉治疗的持续时间长短不一，有些可长达数周或数月，医护人员应该根据患者意愿、血管情况、经济条件、活动状况、自理能力等，且对患者全身状况、药物性质、导管的特点等因素进行综合评估，选择合适的输液工具，实施主动静脉管理。合理选择输液工具并建立合适的静脉通路，可以减轻患者反复穿刺的痛苦、保护外周血管、减少外渗，有效提高治疗的及时性、提高患者的生命质量。

（二）护理要点与注意事项

终末期患者留置的静脉导管中，最常见的为 PICC 或中线导管，经济条件许可的患者可选择 PORT。

（1）中线导管及 PICC 的日常维护

中线导管及 PICC 的维护包括更换穿刺处的敷料、更换导管的正压接头或肝素帽以及冲洗导管，目的是预防导管的感染、保持导管的通畅。

（2）PORT 的日常维护

主要包括输液港周围相关评估、更换针头、冲/封管。输液港置入后24小时应去除敷料，除非特殊治疗需要，通常无须继续覆盖敷料。在治疗间歇期，患者需要每月接受1次导管的评估和维护。通过规范的评估和维护，可以保持输液港的通畅，方便护理人员及时发现异常。

（3）相关健康教育

根据患者及家属的文化程度、经济水平、年龄、病情、治疗方案、导管类型等情况给予多方式、多途径、个体化的导管相关的健康教育。

四、口腔护理

（一）概述

口腔内温暖潮湿并常有食物残渣留存，易于细菌生长。临终患者抵抗力降低，饮水和进食减少，唾液分泌不足，容易遭受病菌侵袭，导致口腔炎症和溃疡等并发症。因此，需要定期对临终患者进行口腔护理。

（二）护理要点与注意事项

（1）一般口腔护理要点

第一，保持口腔清洁，预防口腔炎，促进口腔溃疡的愈合。根据患者口腔pH和引起口腔炎的菌种选用合适的漱口液。对于能配合、无意识障碍的患者选用以上溶液含漱，每天4次或5次，含漱能使口腔湿润，清除食物残渣和分泌物，防止黏膜干燥和促进口腔自洁。

第二，缓解口腔干燥。临终期患者常因张口呼吸、口腔唾液腺分泌减少等原因，大部分会出现口腔干燥的情况。对于清醒能配合的患者，令其用10%柠檬水含漱，每天数次，以促进唾液分泌，缓解口腔干燥。对于张口呼吸、存在意识障碍的患者，可使其佩戴自制双层纱布口罩，口罩上用单口喷瓶喷洒温水，以纱布潮湿不滴水为宜。

第三，清除口腔异味。临终患者由于抗生素和激素的应用、自身免疫力低下等原因导致口腔菌群失调，致病菌大量生长繁殖，分解口腔内的物质，产生硫氢基及胺类物质，使口腔出现异味。用0.1%—0.3%浓度的过氧化氢溶液进行口腔护理，可以有效清除口腔异味。

第四，预防口唇干裂。对口唇干燥的患者使用润唇膏，4—6小时重复涂抹1次口唇，或用棉签将蜂蜜均匀涂抹上下口唇，能有效预防口唇干燥和开裂。

（2）特殊口腔护理方法

对病情危重、极度虚弱或有意识障碍的临终患者进行特殊口腔护理，每天3次。医护人员要协助患者用温开水漱口，湿润口唇后，嘱患者张口，用压舌板撑开颊部，观察口腔情况，有活动义齿者，协助取下。以弯血管钳夹取含漱口液的棉球擦洗牙齿外面、内侧面、咬合面、颊部、硬腭、舌面、舌下。口腔黏膜有溃疡时，可用治疗溃疡的药物或药膜贴于溃疡处，嘴唇干裂者可涂润滑油。

（3）注意事项

第一，注意语气温和，语速稍缓，配合肢体语言，以便患者能听清并理解和配合。操作时动作要轻柔细致，体现对患者的尊重和关爱。第二，昏迷患者禁止漱口，擦洗时，棉球蘸水不可过多，且每次只使用一个棉球，以免溶液吸入呼吸道和防止棉球遗留于口腔内。如患者喉部痰多时，要及时为其吸出。

五、皮肤清洁护理

（一）概述

临终患者由于疾病的影响，生活自理能力变差，皮肤排泄的废物常常存留在皮肤上，刺激皮肤使其抵抗力降低，易致各种感染。皮肤的清洁护理能够提升临终患者的舒适程度，预防皮肤感染等并发症的发生，同时还可维护患者的自尊和自我形象，满足患者的生理和心理需要。

（二）护理要点与注意事项

1. 护理要点

皮肤清洁方法的选择应视临终患者的病情及喜好而定，同时还要考虑病房条件和设备。常用的清洁方法有以下几种。

（1）盆浴和淋浴。适用于生活基本能自理的临终患者。注意洗浴时间不宜过长，不超过 20 分钟，水温以 35—45℃为宜，浴室温度应保持在 24—26℃。

（2）床上擦浴适用于病情较重、卧床及生活不能自理的临终患者。具体操作时，医护人员要协助患者取舒适体位，备好热水，将毛巾浸湿并拧至半干，叠成手套状包于手上，依次擦洗患者的脸部、颈部、上肢、手、胸腹部、背部、下肢及会阴部，擦浴完成后，要及时为患者更换清洁衣裤。擦浴时间应该控制在 15—20 分钟，在骨隆突出处用 50% 乙醇按摩皮肤以促进血液循环预防压疮。

2. 注意事项

（1）根据临终患者的病情和习惯确定擦浴时间，但饭后不宜立即擦浴。擦浴前最好排空膀胱，以免擦洗过程中产生尿意。

（2）擦浴过程中要时刻注意临终患者的病情及皮肤情况，若出现寒战、面色苍白等情况，应立即停止擦浴，给予适当处理。

（3）协助患者脱除上衣时，应按先近侧后远侧的顺序，如有外伤则先健肢后患肢。穿上衣时按先远侧后近侧的顺序，有外伤时按先患肢后健肢的顺序。穿脱裤子方法同上衣。

（4）耳后、耳廓、腋下、乳房下、脐部、腹股沟、腋窝、指间等部位应重点清洁。

（5）注意保暖，尽量减少翻身和身体暴露，防止临终患者受凉及保护患者隐私。

六、压疮护理

（一）概述

压疮是身体局部组织长期受压，血液循环阻碍，组织营养缺乏，致使皮肤失去正常功能而引起的组织破损和坏死，又称为压力性溃疡。临终患者由于长期卧床或不能自理，不能自由更换体位及营养不良等，是压疮的高危人群。压疮是临终患者常见的并发症，这种症状不仅会给临终患者带来极大的痛苦，而且会加重病情，引发感染，危及生命。

局部组织长期受压为导致压疮产生的主要原因，另外，全身营养不良、皮肤表面潮湿不洁也是压疮发生的重要原因。

（二）护理要点与注意事项

（1）压疮的预防

压疮的预防关键在于消除其发生的原因。因此，预防压疮要求做到“六勤”：勤观察、勤翻身、勤擦洗、勤按摩、勤整理、勤更换。

第一，勤观察，早期发现压疮，护理人员应主动同临终患者交谈，了解患者的病情及心理反应，制订正确的护理措施，使患者及家属获得预防压疮的知识、技能，积极配合改变体位。使用夹板、绷带、石膏或其他矫形器时，应随时观察患者的局部情况，询问临终患者有何不适并及时调整，防止压疮形成。

第二，适时翻身，使用保护具，减少组织压力，对于病情稳定者，在舒适、可耐受的情况下适时给予翻身。对易发生压疮者，在背部、两膝之间与胸腹部垫上软枕、海绵垫，保护骨骼隆突处和支持身体空隙处。也可使用支被架，减少脚部压力。需要时可用海绵垫褥、气垫褥、水褥或羊皮垫。

第三，勤擦洗，勤整理，勤更换，避免潮湿及摩擦刺激保持皮肤清洁，避免分泌物、排泄物的刺激，必要时用温度适宜的热水为患者擦洗背部皮肤。不可让患者直接卧于橡胶单或塑料布上，床铺、被服应清洁、干燥、平整，无皱褶、无渣屑，必要时更换床单。不可使用破损的便器，以防擦伤皮肤。

第四，保证足够的营养和水分。临终患者常存在营养不良的情况，而营养不良是发生压疮的危险因素之一，因此，改善患者的营养状况，维持机体营养的动态平衡，对预防压疮发生十分重要。在患者病情允许的情况下，争取保证足够的营养和水分摄入，给予合适的热量和蛋白质饮食。对于不能用口进食的患者，通过鼻饲注入营养物质，以保证患者的营养需要，必要时进行肠外营养。

（2）压疮的护理措施

第一，疼痛的评估和护理。每次交接班和更换敷料时进行常规的压疮疼痛评估，评估压疮规律和不规律的疼痛。在换药前30分钟，或换药过程中及之后可根据医嘱提供阿片类药物和（或）非甾体抗炎药。根据疾病状况、家庭经济状况和患者的意愿，可为成人患者使用含布洛芬的敷料及新型敷料减轻疼痛。

第二，创面气味的控制。用生理盐水彻底冲洗溃疡和创面周围组织，清除坏死组织，对于有恶臭味感染的溃疡可先用双氧水冲洗创面，再用生理盐水彻底冲洗创面。局部使用甲硝唑，可控制由厌氧菌和真菌感染引起的伤口气味。在病房里可考虑使用气味吸收装置，如活性炭包、香薰吸收房间里的气味，使患者产生舒适感。

七、芳香疗法

（一）概述

1. 芳香疗法的概念

芳香疗法起源于欧洲，最早出现在6000多年前的古埃及等文明古国。现代

芳香疗法起源于20世纪20年代，最早由法国化学家盖特·佛塞提出，因其发现植物精油具有镇痛、消炎、抑菌等功效，故现代芳香疗法由此开启新篇章。

芳香疗法又被称为“Aromatherapy”，是指采用天然植物香料或由其萃取而来的芳香精油作为媒介，并通过按摩、香薰、沐浴等不同方式作用于人体，以达到预防、减轻或治疗人体某些疾病目的的一种辅助疗法，亦属于“自然疗法”范畴。2016年，美国整体芳香疗法协会将芳香疗法定义为“自然地利用从植物中提取而来的芳香物质来平衡、协调和促进身体、心灵和精神健康的科学和艺术”，也被称为“精油疗法”。

2. 芳香疗法的作用

大量研究证实，芳香疗法具有如下作用：（1）减轻疼痛；（2）缓解恶心呕吐；（3）减轻癌因性疲乏；（4）缓解焦虑、抑郁；（5）改善睡眠障碍，提高睡眠质量；（6）改善癌症相关症

状，提高生活质量。

（二）护理要点与注意事项

（1）由于精油是由天然植物的根、茎、叶、花和果实等部位提炼而成的芳香物质，其具有抗炎、抗菌、抑菌、抗癌、止痛、扩张脑血管等功效，可以作为天然的药物。精油的使用方法包括口服法、芳香吸入法、精油按摩法、精油漱口法、精油伤口护理法、精油冷热敷法、精油沐浴法等。

芳香疗法有两类作用机制和途径：第一类是芳香透皮吸收，即具有良好渗透性的精油活性成分通过皮肤及黏膜快速进入机体血液循环，作用于靶器官后随代谢排出体外；第二类则是芳香吸入，即通过人体鼻腔嗅球细胞和神经传导将精油分子传入大脑边缘系统，刺激中枢神经系统合成与释放激素、神经递质等，对人体神经系统具有双向调节作用，从而使个体的情绪状态得到积极的调控。

（2）由于癌症患者身体较为虚弱，护士在为患者使用芳香精油时要注意，因为部分精油本身具有光毒性、光致敏和刺激作用，所以使用前要进行“斑贴试验”，以避免过敏反应的发生。

第二节　心理护理技能

一、认知疗法

（一）概述

认知疗法由亚伦·贝克（Aaron T Beck）在20世纪60年代初期创立，最初是一种定期的、短期的、针对抑郁症的现实取向的心理治疗方法。这种方法能够直接解决当前的问题，并修正功能不良的想法和行为。认知疗法强调的是心理的作用，尤其是认知因素对情绪和行为的决定作用，具体来讲就是强调想法的重要作用，它是刺激和反应之间的中介变量。认知疗法通过改变思维或信念和行为的方法来改变患者的歪曲认知，达到消除不良情绪和行为的目的。经过数十年探索和发展，认知疗法吸取了行为科学的理论和分析性心理治疗的技术而日趋完善和系统化。

（二）护理要点

1. 发展治疗关系

在第一次与患者接触时，与患者建立基本的信任与默契是十分重要的，为了完成此目标，我们需要向患者展示自己良好的咨询技能，与患者分享概念化和治疗计划，与患者一起做决定，向患者寻求反馈，使用不同的方法，帮助患者减轻痛苦。

2. 制订治疗计划与会谈结构

我们可以通过向患者解释整个会谈的结构，然后按照结构进行治疗，从而使得患者对治疗的理解最大化。

3. 识别功能不良认知并对其做出反应

我们可以通过引导式发现和行为实验帮助患者评估其想法。

4. 强调积极的方面

大多数患者尤其是抑郁患者，倾向于过度关注负面信息，为了抵抗这种特征，我们需要持续不断地帮助患者注意生活中积极的方面。

5. 在会谈之间促进认知和行为的改变（家庭作业）

我们要帮助患者评估在未来一周可能遇到的负性自动思维，并做出应对；帮助患者制订在未来一周可能会遇到的问题的解决方案，并严格执行；教会患者在未来一周可以进行练习的新技能。

（三）注意事项

（1）要使认知行为疗法起作用，患者必须认可这种方法并愿意参与到这种疗法的核心技术中。

（2）在治疗关系中遇到困难时，如果患者不愿意敞开自己，最好的办法就是直接提问，但要以共情的方式问；对于说得过多的患者，治疗师应直接询问并试图发现为什么患者不能做到言语简洁。

（3）认知行为疗法不是对所有患者有效。

（4）有效的认知行为治疗也常常有副作用。副作用主要表现在两方面，一是现有问题恶化，如患者绝望或自杀等；二是出现新问题，如患者变得依赖治疗师。

二、危机干预

（一）概述

心理危机指个体面临突发或重大生活困难情境时，其惯常的处理方式与支持系统无法有效应对目前的处境，也即目前的处境超出了个体有效应对的范围，就会产生暂时的心理困扰。这种暂时性的心理失衡状态就是心理危机。心理危机包括冲击阶段、完全反应阶段、解决阶段。如果危机不能被及时控制和有效缓解，就会造成个体生理认知、情感、意志、行为上出现不同程度的功能障碍，严重者可能出现创伤后应激障碍、焦虑抑郁等。

危机干预是指对处于危机状态下的个体采取明确有效的措施，充分调动处于危机之中的个体自身潜能，重新恢复或建立危机前的心理平衡状态，使之最终战胜危机，重新适应生活。

（二）护理要点

1. 明确危机干预的目标

一般来说，危机干预有三个层次的目标，即最低目标、中级目标、最高目标。最低目标的核心是“劝阻”，帮助其调控情绪，防止生命晚期病患出现自伤、攻击等过激、不当行为；中级目标的核心是“恢复”，通过鼓励患者充分表达自己的想法和情感，增进社会支持，激发患者的自信心，恢复以往的社会适应能力；最高目标的核心在于“发展”，帮助患者正确认识自我，从危机中发现积极的意义，把危机转化为一次成长的体验，并提高其解决问题的能力。

2. 遵循危机干预的原则

（1）针对性原则

迅速确定要干预的问题，强调以目前的问题为主，并立即采取相应措施。

（2）行动性原则

我们要帮助患者有所作为地对待危机事件。要积极地给予支持，给他们提供建设性的建议，明确在危机发生时应该做些什么，怎样采取合适的、行之有效的应对行为。

(3) 正常性原则

将心理危机作为心理问题处理，而不是作为疾病进行处理。

(4) 完整性原则

心理危机干预活动一旦进行，应该采取措施确保干预活动得到完整的开展，避免再次创伤。

(5) 保密性原则

严格保护患者的个人隐私，不随便向第三者透露当事人的个人信息。

(6) 支持性原则

我们不仅要向患者提供当下直接的支持，而且要努力地寻求更多的来自家庭、单位和社区的支持。

3. 学会心理危机的评估

(1) 心理危机的评估内容

①危机的严重程度

第一，认知状态。对患者思维方式进行评估，考察患者是否有注意力过分集中于危机事件而导致记忆和识别能力下降以及出现非理性和自我否定成分，如患者突然得知罹患不可治愈疾病，而出现自责、无用感、夸大、以偏概全、非黑即白等认知障碍。

第二，情感状态。当患者躯体症状逐渐加重，知道疾病治愈无望时，可能表现出过度的情绪化和失控，或严重的退缩与孤立。需要从这些情绪反应中判断出患者对于危机的态度，是回避、否认，还是积极解决，判断该反应的正常程度，以及各种情绪反应的一致性状况。

第三，行为表现。关注患者行为状况以及在假设情境下的计划与预期行为，以此了解患者的主观能动性和自控能力。

第四，躯体症状：评估患者有无心悸、失眠、多梦、早醒、食欲缺乏、头痛、呼吸困难等多种躯体不适表现。

②情绪状态

对疾病末期患者而言，患者不仅要承受生理上的巨大痛苦，其心理上也面临着严峻的挑战，容易出现焦虑、抑郁等负面情绪。患者常见的负面情绪有焦虑、抑郁、愤怒和恐惧等，贯穿在检查、治疗、康复、复发等各阶段，这些情绪会影响机体的生理和免疫功能，不利于恢复。

③自杀危险性

当突然发生的危机事件对患者的刺激过强，超过了患者的应对能力范围时，患者会出现眩晕、麻木、呆板、不知所措、惊慌或歇斯底里等“类休克状态”，持续一段时间后就会出现焦虑、痛苦、愤怒、罪恶感、退缩或抑郁等心理伤害的表现。在这种危机状态下，需要密切评估患者自杀的危险性，自杀危险性的检查评估应该尽量在短时间内迅速做出，以便及时干预和抢救。

（三）注意事项

1. 个体灵活评估

不能一味地恪守某种固定的模式，即便是遭受同一危机事件的人群，也不都是呈现同样的症状，所以在干预之前，必须对干预对象进行个体化的评估，灵活地为不同的对象实施不同的干预。

2. 实施动态干预

在实施干预时，要根据实际情况不断调整干预计划和措施，在干预对象发生改变和取得一定的进步时，要不断地进行回顾、总结和评价，不断强化对象对危机的应对方式和外部环境资源的利用，增强其对危机的适应能力。

3. 保持心态稳定

危机干预实施者面对失去理智控制的干预对象，应该保持镇静，掌控并处理危机干预过程中的各种突发情况，为对象恢复心理平衡创造一个稳定、理性的氛围，保障干预对象的安全。

4. 考虑地区差异

危机干预者要充分考虑不同干预对象的地理差异（国籍、民族、种族等）和人口学差异（经济教育、政治、家庭等），并且理解干预对象的世界观，否则可能对干预对象造成更严重的心理损害。

三、沙盘游戏

（一）概述

目前，沙盘游戏疗法是国际上比较流行的心理疗法，是对临终患者内心世界探索和表达的过程，通过调节临终患者的心理而使其达到身体的协调。

沙盘游戏疗法是将无意识理论和积极想象技术应用在沙盘游戏中，主要通过摆放缩微模具和塑造沙盘边框内的沙子，建立一个与个体内在状态相对应的世界，通过表达患者内心的感受，宣泄其消极情绪，激发其内心的积极力量，从而为患者进行治疗。

在沙盘游戏中，治疗师营造一个自由、安全和共情的环境，帮助患者重新体验他们曾经有过的创伤，并以更加积极的眼光去看待过去，从而营造出一种内心的平静，缓解疲乏症状。在临终患者安宁疗护中，应用沙盘游戏疗法，简单、方便、易行、有效，能够有效缓解临终肿瘤患者的癌因性疲乏，保持其身心健康，促进其身心和谐发展。

（二）护理要点

1. 沙盘游戏疗法的工具

沙箱 1 个，沙子为白沙，玩具模型一千二百余件，数码相机

1台，录音笔1支，沙盘游戏疗法的过程和内容记录表若干。

2. 沙盘游戏疗法的具体操作过程

治疗师先使用指导语："请把你的手放在沙上感受它，仔细观察这些沙盘玩具，请你用这些沙盘玩具在沙盘上做一个你想要的世界或创作一幅画。"也可以用其他适合的指导语。

然后让患者开始摆沙盘，在玩沙盘游戏的过程中，治疗师陪伴在旁，静静观看。当沙盘完成后，治疗师拍照，并仔细询问每一个沙盘玩具具体代表什么，或提出一些其他相关的问题。最后具体分析患者处于治疗的哪一个阶段。

（三）注意事项

心理治疗师对临终患者的接纳、保护与积极关注是沙盘游戏疗法的重要治疗因素，对沙盘所呈现内容的尊重、接纳也是对临终患者尊重、接纳的一部分。摆沙盘时双方都需要投入专注力，这能引导双方进入心理世界，让患者感到安全和自由。

同时，治疗师也要注意采用坦诚、平和的语气对患者进行开放性提问。

四、艺术疗法

艺术疗法对临终患者心理活动具有积极的影响，可促进其集中注意，提高灵巧性和意向持久性，提高自信心，消除自卑感；减轻焦虑、抑郁和压力，加强自我控制能力，减少对家庭、朋友及医护人员的依赖。

（一）音乐疗法

1. 概述

音乐疗法是指有目的地运用音乐的特性和感染力对人体的影响，作为临终康复护理实践中对晚期患者的社会心理和宗教等方面的支持形式，或者作为躯体症状控制、护理和药物治疗的辅助干预措施，是使晚期患者的身心得到舒适的重要手段。

音乐治疗虽然不能改变临终患者疾病的历程，但却是一种很有效果的辅助治疗方法。播放患者过去熟悉的音乐，可以帮助患者勾起对过去美好生活的回忆，转移患者对疾病困扰的注意力，缓解患者的身心痛苦；播放现时的流行音乐，让患者也有与时俱进的感觉，并激起患者对美好生活的留恋与向往。对于信仰宗教的患者，播放他们所信奉的神及教会的音乐，可以减少他们对死亡的恐惧，寻求一种新的精神寄托。

2. 护理要点与注意事项

音乐治疗包括听音乐、音乐创作和表达、传统音乐制作、口头交流等形式，在临终关怀服务中应主要采用接受式音乐治疗方法。该方法主要是以聆听音乐为手段，使人们对美好的音乐产生反应，从而对临终患者起到控制疾病、缓解身心痛苦和提高生活质量的目的。同时对患者的家属和其他照护人员起到化解痛苦、缓解压力、优化环境和净化心灵的作用。

音乐治疗可以按照音乐治疗师或医生的治疗处方进行，治疗时音量要适宜，一般不超过70分贝，环境要安静。

（1）听音乐

当临终患者产生愤怒、孤独、恐惧等心理反应时，音乐治疗师用恰当的音乐将患者的心理状态准确地表现出来，并通过音乐调动患者的情绪，使其走出情绪低落状态。患者在听音乐时，治疗师可邀请患者参与治疗过程，患者可以和治疗师一同演唱熟悉的歌曲，甚至治疗师可以根据晚期患者当时的身体状况，鼓励患者使用其熟悉的乐器一同演奏。在听音乐的过程中，临终患者会从音乐中感受喜悦，并将这种喜悦分享给其家人或同室病友，现阶段，听音乐已经成为临终患者在临终护理服务整个治疗过程中不可或缺的一部分。

（2）音乐联想

临终患者在听音乐时，在音乐治疗师的指导下，想象与音乐相对应的画面和场景，如曾经旅行过的地方或是遇见的某个人及有意义的经历，以使患者达到自我理解和自我成长的目的。

（3）发挥家属的作用

音乐疗法在干预临终患者心理精神状态和辅助治疗临床症状

时，强调音乐和临终患者及其家属之间的密切联系，以及面对死亡威胁时音乐对临终患者的重要作用。音乐治疗是将患者与家属作为一个整体考虑，并在治疗中充分发挥患者家属、亲友的作用。在治疗开始时，也可以酌情安排患者家属或亲友收集歌曲，这样可以适当减少他们的无助感，进而将注意力从疾病和死亡转向正视生命的过程。

音乐在人际关系或人生的某个阶段具有明显的提示作用，可以引发晚期患者对美好或痛苦生活的回忆，再现逝去的情感。临终患者对濒死和死亡的感受，有时很难在亲属和好友面前表达，但可以通过记忆中的歌曲来表达和抒发。音乐治疗师应该鼓励临终患者以音乐的形式将压抑、疼痛等不良感受和情绪宣泄出来。音乐还可以在居丧期间的社会支持工作和忧伤辅导中发挥显著作用。由于治疗师的参与，音乐还可以充分宣泄家属的哀伤，并使其能够尽快度过哀伤期，重新回归社会。

（二）绘画疗法

1. 概述

绘画治疗是指借助绘画及其创造性的自由表现活动，使绘画者将潜意识内压抑的情感与冲突显现出来，并且在绘画过程中获得抒发与满足，从而达到诊断与治疗的效果。它作为艺术疗法之一正被人们逐渐关注。临终患者可以通过单独或小组活动的形式进行绘画创作，使参与者看到自己的进步，并得到他人的承认和鼓励，充分自我表现，增强参与兴趣。

通过绘画疗法能够达到以下临床疗效：改善和恢复情绪，缓解抑郁、焦虑及心理应激等；树立自尊和健康的自我形象；促进人际交往，改善社交功能；改善躯体症状：绘画疗法能够有效地缓解癌症患者的疼痛和焦虑，减轻疲乏综合征等躯体症状，从而提高患者的生活质量。

2. 护理要点与注意事项

在绘画的过程中，我们除了要准备各种绘画的材料、舒适的空间与充裕的时间之外，更多地是需要给予治疗对象秩序感、安全感和被尊重感，尊重其任何作品的呈现和成就。细心的倾听和温馨的关怀可引起治疗对象的兴趣，引导其在治疗中进行创造表现。

现行的绘画治疗形式主要为画人、画树、画屋，自由联想绘画、涂鸦，绘画讲故事，九宫格统合绘画法等用具体形象表述抽象感觉的绘画技术。

临终患者大都会产生焦虑、消极、恐惧、孤独的情绪，甚至出现一些自暴自弃的想法。绘画有利于患者放松焦虑的情绪、改善心情、表达真实的自我情感和找到新的人生意义。在对临终患者进行心理辅助治疗的过程中，国外多项研究均发现绘画艺术疗法能够有效缓解患者疼痛和焦虑，为其减轻疲乏综合征等躯体症状，从而提高患者的生活质量。

（三）诗歌疗法

1. 概述

现代意义上的诗歌疗法，是阅读疗法与写作疗法的一种，即在治疗师的选择下，针对不同的治疗目的向患者推荐一些含有不同情感色彩的诗与歌（通俗歌曲），让个体或团体阅读、诵读，或直接让患者参与写诗，帮助治疗师发现问题。诗歌疗法通过发挥宣泄、领悟、净化、升华等作用，消除患者的不良情绪或心理障碍，是一种提高身心健康质量的心理治疗方法。

2. 护理要点与注意事项

诗歌疗法可以按照治疗人群分为个体治疗、家庭治疗、团体治疗。主要操作模式有：感受的/规定的、表达的/创作的、象征的/宗教的三大模式。

（1）感受的/规定的模式

该模式采用诗歌作品（或通俗歌曲）进入治疗的模式。此模式有一个重要的概念“前在诗歌”，即根据治疗要求，有目的挑选的诗或歌。此技术主要难点是挑选诗歌，解决之道就是治疗师拿自己做实验。

在治疗之前，治疗师应先测试入选的诗歌对自己产生了什么反应，再向治疗者推荐。治疗师在治疗过程中需要随时观察患者对诗歌的反应，并向患者提问，如“这首诗对于你意味着什么?”“是否哪句诗特别感动了你或唤起了自我?”

最后，治疗师可以要求患者选择自己喜欢的诗或歌，从这些诗与歌中，治疗师可以发现许多患者的信息，从而更好地理解患者的问题及促进患者的自我理解。

（2）表达的/创作的模式

该模式包括创作型的书写、写日记、写信三种形式。创作型的书写包括自由写作（任何主题或形式）与命题写作（对形式与内容作特别的要求）。与普通写作不同的是，治疗师可以向患者提供一个中心词，让患者自由联想与之相关的人、记忆、感觉、地方，最终形成一首诗歌。在写日记形式中，可以是简单的开放性结尾的经历记录，也可以是严谨深邃的思维行为的日志。作者有权决定是否与治疗师分享日记内容。写信形式需要治疗师与患者互通信件，此举有利于拉近患者与治疗师之间的关系。

（3）象征的/宗教的模式

该模式用象征或图像替代情感、行为、信仰的表述。美国的两位治疗师提供了发现情感与态度象征的方法。过程如下：列出一张情感、态度表格，对每条情感、态度进行想象。首先把它想象成一幅图画，记录下来。再把它想象成一个姿势、一种行为、一个声音记录下来。如冯至的诗《蛇》中就有这样的句子："我的寂寞是一条长蛇，静静地没有言语。"[①] 就把诗人抽象的寂寞赋形为一条具象的蛇，这样的诗句用于心理治疗既促进患者内心的成长，又有利于治疗师发现问题从而帮助患者解决问题。

（四）舞蹈疗法

1. 概述

舞蹈疗法是指通过舞蹈的运动形式，调节人体机能，以调整情绪、治疗疾患，建立人体身心平衡关系的方法，是新兴艺术疗法中的一种重要形式。练习舞蹈对人的心理有疏导、慰藉作用，伴随着音乐，患者在一种近乎潜意识状态下用肢体语言宣泄自己的感情和内心冲突，从而达到缓解心理压力的目的。舞蹈疗法既可以被当成是一门艺术，也是一门科学，是促进身心健康的一种重要手段。舞蹈疗法可使晚期患者保持积极的生命状态，提升其生命质量。

2. 护理要点与注意事项

舞蹈疗法一般可以在病房建筑的大厅中进行。一周可进行数次，每周 1 次是最低限度。为了促进团体内有意义的相互交流，以 6—8 人为宜，患者团体由舞蹈治疗师进行管理和引导。在

① 冯至．昨日之歌［M］．北京：人民文学出版社，2000.

开始进行治疗活动的时候，舞蹈治疗师必须尽力感受现场的气氛，并选择和现场气氛一致的音乐。动作以患者参加者的动作为基础，即兴地强化患者的动作中有建设性的、健康的部分。患者的心理状态随时间的推移会出现许多不同的变化，治疗师要根据这些变化改变治疗的方向。一般治疗活动的具体内容如下：

（1）热身

创造出接纳的气氛。提高身体各部分的活性，增强身体活动的意识，尽可能引导出有表现性的动作。

（2）发展

促进表现性动作的发展，促进团体的感情表现和感情体验。

（3）终结

调整高涨的情感，以平静的气氛终止治疗活动。艺术疗法除以上疗法外，还包括虚幻疗法、陶艺疗法、心理剧疗法等。

第三节 精神呵护技巧

一、生命回顾

（一）概述

生命回顾能够帮助患者有效重温生命的历程，让患者认清自己历经苦难和取得的成就对一生的意义，提高其心理、精神健康，是精神抚慰的重要方法之一。生命回顾即系统性地协助患者以一种崭新的观点去回顾其生命中以往的种种伤痛或快乐的过程。从生命回顾中寻找诸种经历的意义，使患者能体会到他并未蹉跎岁月，并借由创造与工作、价值与爱，以及对所受苦难的另一种诠释，来体验生命的意义。

患者在临终状态时，社会角色与价值将与现实世界脱离，使临终者失去自我认同和精神上依靠，这三个层面交杂在一起构成了临终整体性的处境。此时，显露出来的是患者在终末期精神上的需要，漂泊心灵在寻找依靠，“心灵的安置”则成为精神照顾最重要的关键。

（二）注意事项

实施人生回顾干预措施时应注意：

（1）在人生回顾过程中，有些主题，如死亡等，可能引起患者的负面情绪，应根据其反应及回顾的经历，选择合适的时机讨论。

（2）在访谈中应灵活运用人生回顾指南，无须严格按顺序逐一提问每个引导性问题。相反，要根据患者的故事展开，保持访谈的连贯性，允许患者跨阶段讲述，但讲完后应回到当前的访谈模块。

（3）最重要的是人生回顾干预应涉及整个人生经历的回忆、评价和整合。

二、陪伴

（一）概述

陪伴属于交往的方式，陪伴意味着在生命的最后时刻，当患者进到与陪伴者不同的存在模式之后，照顾者依然希望能够在已有的经验层面上和患者有深入交流。从这样的经验出发，陪伴者有可能和眼前的患者获得深度缔结的机会，照顾者能够有和患者“在一起”的机会。

(二)护理要点

1. 保持自然轻松、泰然自若的情绪

临终者常常会感到拘谨和不安，如保持沉默来掩饰自己的状态。因此，陪伴临终者尽量保持自然轻松、泰然自若。临终者常常不轻易说出他们内心真正的想法，亲近他们的照护者也常常不知道该说或做些什么，也很难发现他们想说什么，或甚至隐藏了些什么。有时候他们自己也不清楚自己的想法。治疗师要用简单而自然的方式，缓和紧张的气氛，和患者建立信任关系，营造一种轻松和谐的氛围，让临终者在充满信任和和谐的环境中把他真正想说的话说出来。鼓励他尽可能表达对临终和死亡的想法、恐惧和情绪。

2. 引导患者家属陪伴与分担，共同面对

治疗师要引导家属把对患者的担心等不良情绪倾诉出来，应用合理的情绪理论对其进行疏导。

3. 帮助患者处理未了事务，完成心愿

当患者家属无法和患者坦诚沟通，患者一直保持沉默不语时，治疗师要设法单独和患者沟通，了解其潜在的心愿。例如，某位患者担心他去世后妻子一个人生活，希望女儿能和妻子化解矛盾，以后承担起照顾母亲的责任，能够在他去世前来到病房，一家人和美地照一张团圆照。治疗师可以单独联系其女儿，将父亲心愿告知女儿，并了解女儿与父母之间的问题，让女

儿最终放下对父母的成见，来到病房并与父母坦诚表达情感，并承诺父亲会照顾母亲，请他放心。从而让沉默不语的父亲终获释然。

（三）注意事项

1. 建立良好沟通模式

首先以诚恳、和蔼、耐心的态度取得患者信任，建立良好沟通模式，建立良好的护患关系，便于实施精神照护。

2. 坦诚披露情绪

使临终者顺利转化心境，接受生命或好好地面对死亡。给患者完全的自由，让他充分说出他想说的话。

3. 耐心聆听

当临终者决心开始述说他最私密的感受时，不要打断或否认他正在说的话。晚期患者或临终者正处于生命最脆弱的阶段，需要发挥你的技巧、敏感、温暖和慈悲，让他把心思完全透露出来。学习倾听，学习静静地接受一种开放、安详的宁静，让他感到已经被接受。

4. “在”比“做”重要

精神照护关注全神贯注的“陪”与“听”，但不一定提供任何答案。照顾者陪同患者走过悲伤的所有阶段，共同面对死亡的事实，谈论希望与害怕的事物等，让患者知道有人愿意与他为伴、为他分担，在专注的倾听中，不断帮助患者说出他的心境情绪，借此帮助他厘清自己的思绪、面对自己的不安，然后他反而能够从受苦中得到成长——精神上的成长，也会因此生出勇气来。精神照顾必须要谦卑于人类精神的特质，人的精神不是用来被解剖的，它是受苦、支持、成长、爱与慈悲。因此，治疗师是一个传递者，而不是一个操作者，在此关系前提下，治疗师需要传递的是生命共同拥有的力量，即爱与慈悲。

三、倾听

（一）概述

有学者提出不被倾听是一种伤害，被听见就表示被重视，以及倾听可以提供患者生命历程的见证。因此治疗师倾听要学会听到患者心的需求。

（二）护理要点

倾听有三个层次。第一层次为“讲出的话”，即患者说出，治疗师亦能听得懂的话，此为一般治疗师该具备的倾听能力。例如患者说：“我一生行善，从未做过对不起别人的事，为什么会受这么多痛苦？为什么这么年轻就要死？”有经验的精神治疗师马上能意识到患者有精神困扰，需要信仰与价值体系以及苦难生病的意义开导。

治疗师在倾听过程中能听出患者的需求，并明白信仰是一种坚实肯定的人生观与价值观，对超越世界的信念，与超越的造物者之间的关系，以及终极意义与死后生命的回答，某一程度是一种积极的促进。终末期患者常会对痛苦问题质疑，患者要获得精神平和，就需要某些宗教仪式或者价值取向获得精神支持。

第二层次为“没讲出的话”，即患者没有说出，但是他自己内心知道的事，若治疗师能够听到患者“没讲出的话”，治疗师便具备精神照护能力。

第三层次为“灵理的话”，即患者没说出，且他自己亦不知道的事。若是治疗师能够听到患者此部分内心的话，即达到倾听的最高境界，则可为优质的精神治疗师。

一般治疗师至少能够倾听到第一层次的话，而身为安宁疗护治疗师，至少需要倾听到第二层次的话，若是能够倾听到第三层次的话，即已经达到倾听最高境界的优秀安宁疗护治疗师。

（三）注意事项

（1）明白话语的意义，即连接对方独特字句的意义。

（2）避免“先入为主”的观念，这样会使我们无法明白对方话语的意义。

（3）避免焦虑，不要做一个紧张的治疗师。

（4）避免因防卫而成为过度保护自己的治疗师。

（5）避免成为以工作为导向、有目的的治疗师。

（6）避免成为价值观有偏见的治疗师。

/ DI 5 ZHANG /

第五章

安宁疗护的现状分析与未来展望

本章概述

现如今，我国安宁疗护虽取得了一定成绩，然而却仍旧存在一定问题。本章为安宁疗护的现状分析与未来展望，主要包括两节内容，第一节为安宁疗护的现状分析，第二节为安宁疗护的未来展望。

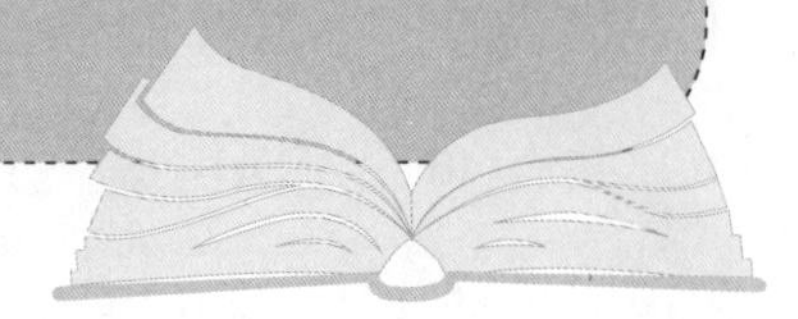

第一节　安宁疗护的现状分析

一、我国安宁疗护现状整体分析

如本书前文所述，安宁疗护起源于20世纪60年代的英国，西西里·桑德斯开创了现代临床关怀体系，被誉为“安宁疗护之母”。

我国的安宁疗护实践始于20世纪80年代，天津医科大学在1988年成立了中国第一家临终关怀中心，在我国安宁疗护发展史上有着重要的意义。此后，北京、上海、广州等较发达的城市及地区建立了各种临终关怀医院、病区，是我国安宁疗护工作发展的前驱探索。1998年，李嘉诚先生捐助汕头大学医学院附属第一医院建立了全国第一家宁养医院，该医院积极探索以居家服务为主要模式的宁养医疗服务，目前，全国29个省（自治区、直辖市）共有40余家医院成立了宁养院，对我国安宁疗护工作起到了积极的推动作用。2012年，上海开展安宁疗护项目试点，是全国率先在社区卫生服务中心设置安宁疗护病房的城市。目前，上海有76家安宁疗护试点单位，累计服务患者7000余人次，安宁疗护也纳入了上海社区卫生服务中心的基本服务项目。

2017年原国家卫计委印发《关于安宁疗护中心的基本标准和管理规范（试行）的通知》《关于印发安宁疗护实践指南（试行）的通知》，同年10月，选定北京、吉林、上海、河南和四川作为全国第一批安宁疗护工作试点地区，这一系列的措施标志着我国安宁疗护的发展进入了一个新的阶段。2019年5月，国家卫健委启动第二批安宁疗护试点，试点地市（区）发展到71个，自此，我国安宁疗护试点工作在全国范围铺开。以此为契机，国家卫健委将围绕试点服务调查、建设服务体系、明确服务内容等任务，推动全国安宁疗护试点工作扎实开展。

我国安宁疗护强调治疗与护理并重，切实提高了终末期患者的生活质量，建立了和谐的医患关系，促进了社会文明的进步。

二、江西省肿瘤医院安宁疗护现状分析

在此，本书主要以江西省肿瘤医院为例，对地方安宁疗护开展现状加以分析。

（一）江西省肿瘤医院简介

江西省肿瘤医院坐落于“物华天宝、人杰地灵”的英雄城市南昌。医院前身是1970年从北京下放至江西的中国医学科学院整

形外科医院，1972年更名为江西省第二人民医院，1984年在原基础上成立江西省肿瘤医院、江西省肿瘤研究所，2015年成立江西省癌症中心，2019年，挂牌南昌大学附属肿瘤医院。江西省肿瘤医院从1970年至今，走过了52年的发展历程，确定了“大专科、小综合”的发展定位。目前成为集医疗、预防、教学、科研、安宁为一体的全省肿瘤防治科研中心，也是全省唯一一家省级三级甲等肿瘤专科医院。

江西省肿瘤医院总占地面积123亩，开放床位2033张，在全省率先拥有国内一流的物流传输系统、现代化的静脉药物配置中心及先进的杂交手术室。医院在岗职工近1800人，其中硕、博研究生导师63人、博士51人，高级职称人员300余人。23人列入全省卫生健康系统学术和技术带头人重点培养对象，1人获首届“江西省青年科学家”，2人享受国务院特殊津贴，4人被列为省“百千万人才工程”培养对象，16人获省“远航工程”资助，年富力强的医学人才正成为医院蓬勃发展的核心竞争力。

江西省肿瘤医院拥有1个国家临床重点专科——护理学科，2个省临床重点专科——胸部肿瘤外科、中医肿瘤科，4个省医学领先学科——胸部肿瘤外科、放射肿瘤学科、肿瘤科（肺部肿瘤）、头颈肿瘤外科，4个省肿瘤性疾病诊治中心（江西省肿瘤放疗中心、江西省肿瘤化疗中心、江西省肝肿瘤诊断治疗中心、江西省乳腺肿瘤诊断治疗中心）。在新一轮的医改中，江西省肿瘤医院牵头成立江西省肿瘤防治专科联盟，该联盟有165家成员，为省内最大的专科联盟，大幅度提升江西省肿瘤医院对全省的辐射能力，实现优质资源下沉，促进全省肿瘤防治水平提高。2014年，江西省肿瘤医院在省内率先开展了MDT诊疗模式，12个单病种专家组定时、定点开展多学科会诊，实现了肿瘤诊疗的规范化、个体化，让患者获得最佳的治疗效果。

2020年，江西省肿瘤医院成功获批委省共建国家鼻咽癌个体化诊疗重点实验室，是目前全省唯一委省共建重点实验室。近年来，江西省肿瘤医院参与国家“863”计划课题1项，承担“863”计划子项目1项，主持国家自然科学基金课题24项、省科技厅课题140余项、省卫计委及其他科研课题500余项。荣获省级以上科技进步奖8项，各类学术期刊发表论文600余篇，其中SCI论文200余篇。

2018年，江西省肿瘤医院受江西省卫健委委托，成立江西省首家安宁疗护试点医院，2019年成为中华护理学会安宁疗护专科护士京外临床教学培训基地，2021年被江西省卫健委授牌江西省安宁疗护“三个基地”，即示范建设基地、教育培训基地与专家咨询基地，成为江西省安宁疗护的样板及标杆（图5-1-1、图5-1-2）。

热烈祝贺 安宁疗护新病区启用
省级安宁疗护“三个基地”授牌

图 5-1-1　安宁疗护科的开科仪式

江西省第二人民医院
安宁疗护新病区启用
暨省级安宁疗护“三个基地”授牌仪式

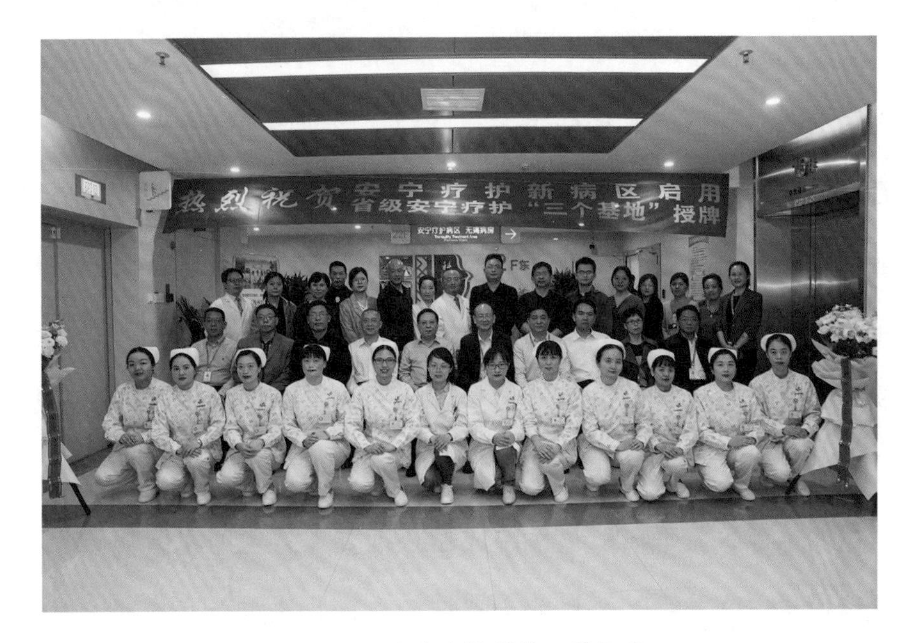

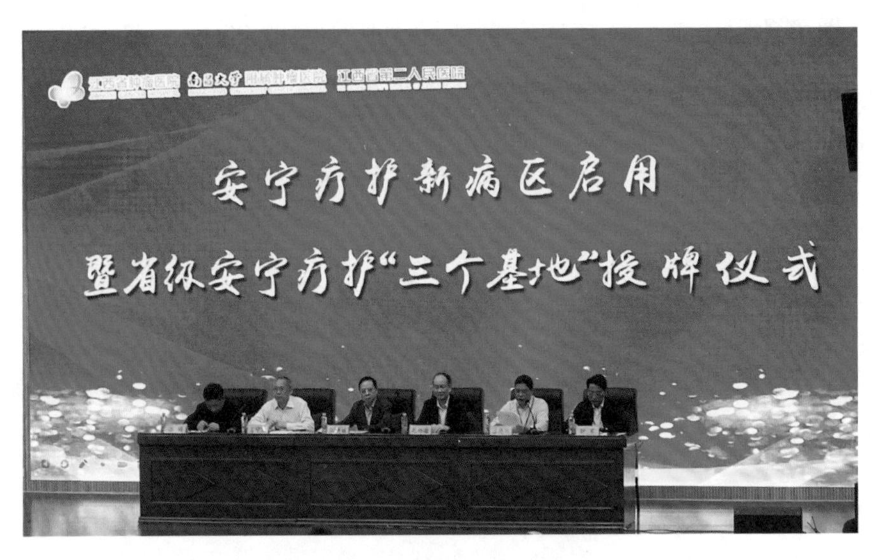

图 5-1-2　安宁疗护科开科授牌仪式

（二）江西省肿瘤医院安宁疗护发展情况

1. 江西省肿瘤医院安宁疗护工作进展与成绩

江西省卫健委高度重视安宁疗护工作，2017 年以来江西省卫健委陆续将安宁疗护工作实现了三纳入。纳入健康江西重点战略布局；纳入健全完善老年健康服务和医养结合服务的重点建设任务；纳入卫生健康和养老服务补短板项目重点推动内容。在推进过程中，采用省级基地引领，市级多点推进，县级区域协调，部门监管指导的方式，做到上下联动、纵横交错全省协同推进（图 5-1-3 至图 5-1-11）。截至 2021 年，江西省开展安宁疗护服务的医疗机构 138 家，床位 1563 张，执业医生 562 人、执业护士 1484 人，已服务安宁疗护患者 4429 人。

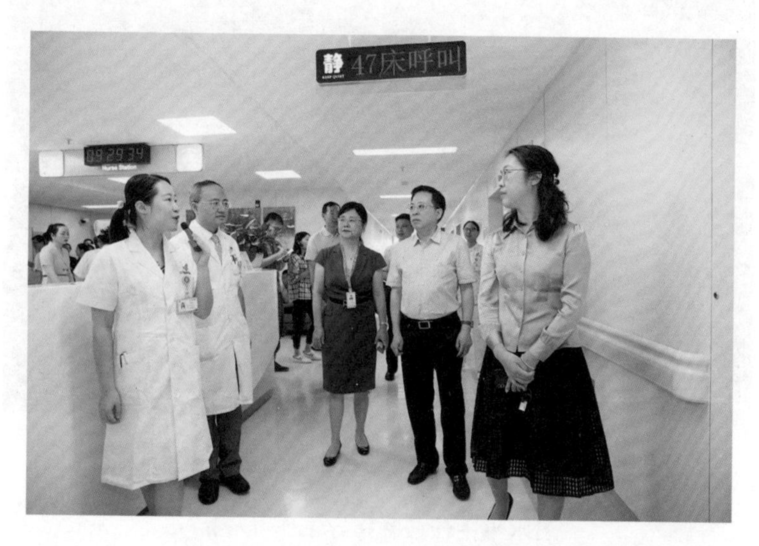

图 5-1-3　2019 年 9 月国家卫健委老龄司蔡菲副司长莅临病房

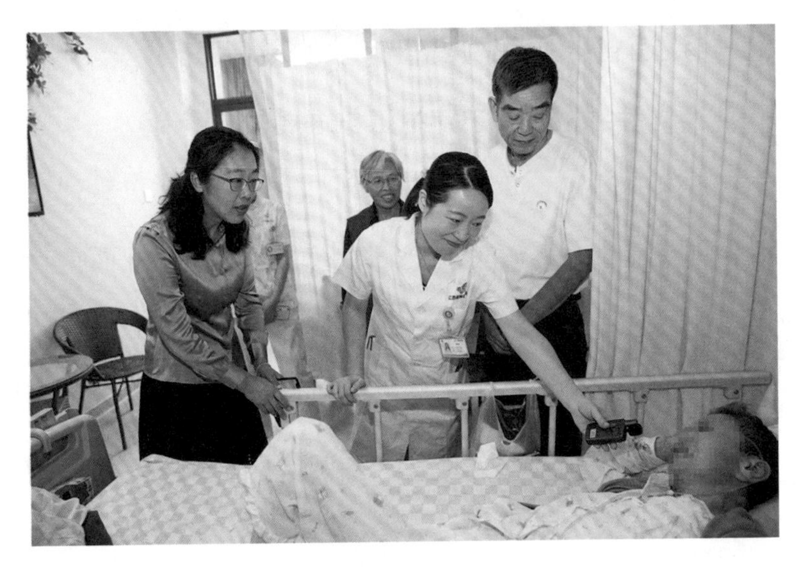

图 5-1-4　2019 年 9 月国家卫健委老龄司蔡菲副司长与患者亲切交谈

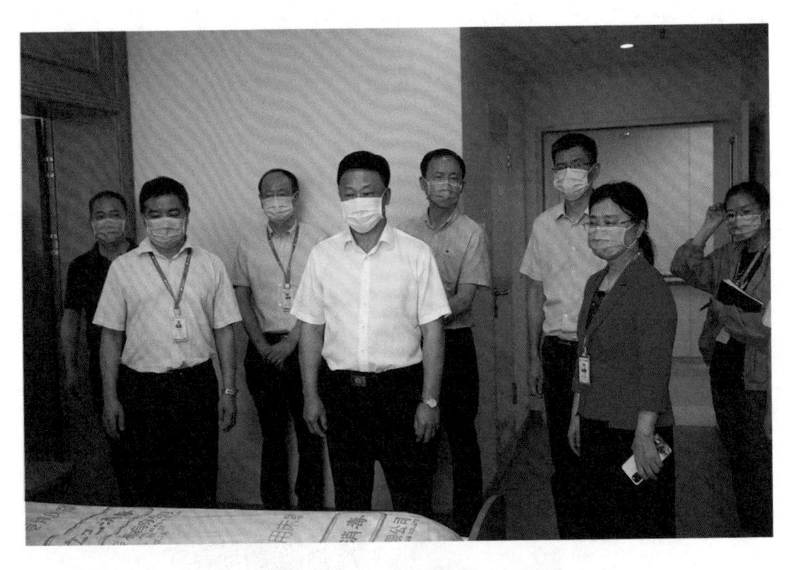

图 5-1-5　2020 年 6 月江西省卫健委党组书记、

王水平主任莅临指导工作（一）

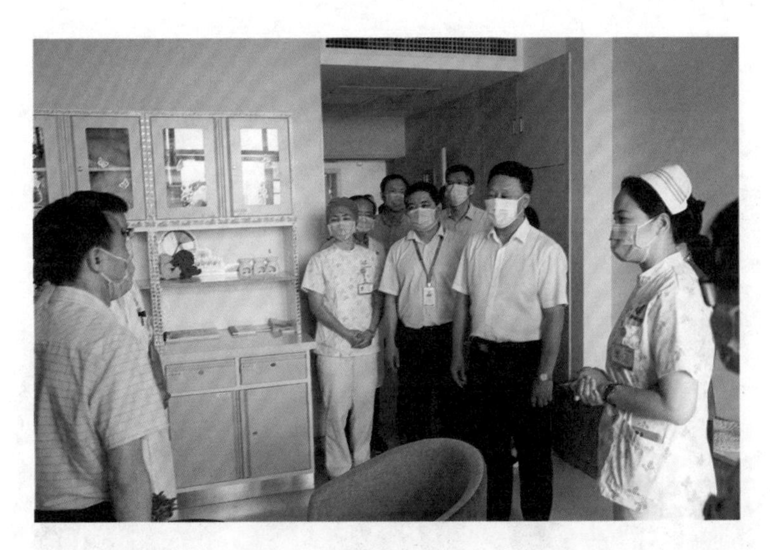

图 5-1-6　2020 年 6 月江西省卫健委党组书记、

王水平主任莅临指导工作（二）

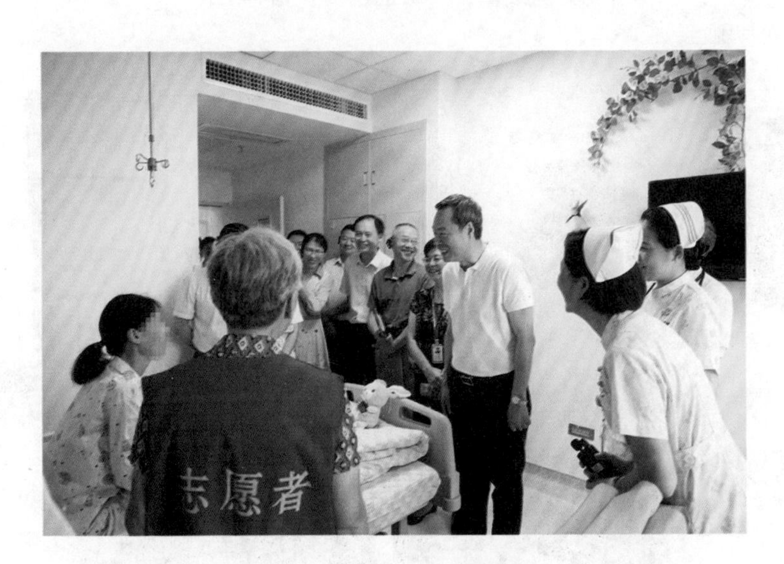

图 5-1-7　2019 年 7 月江西省卫健委曾传美主任

（党委组成员，一级巡视员）与患者交流

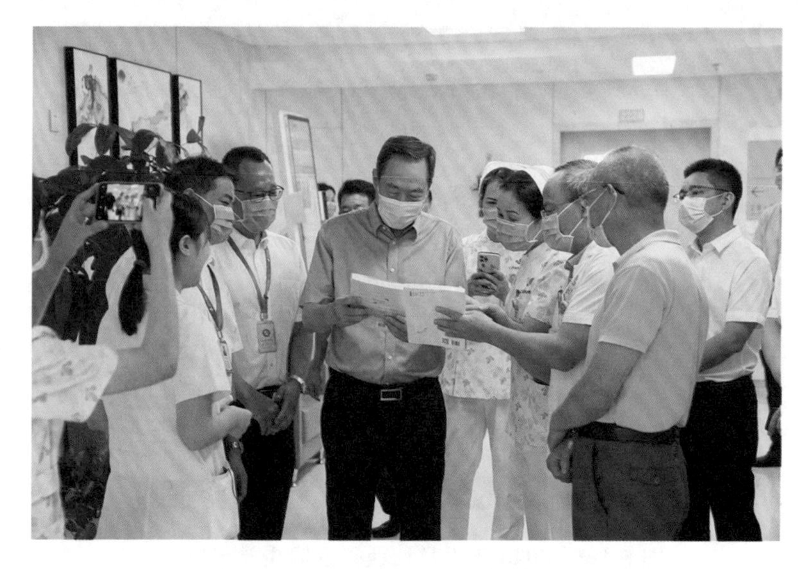

图 5-1-8　2022 年 9 月江西省卫健委曾传美主任

（党委组成员，一级巡视员）指导工作

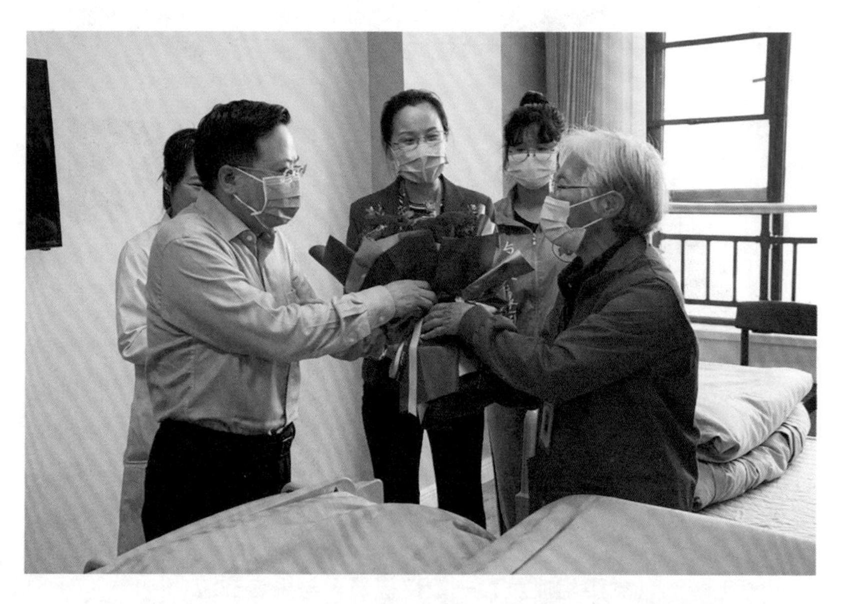

图 5-1-9　2021 年 4 月江西省卫健委江晓斌副主任为志愿者献花

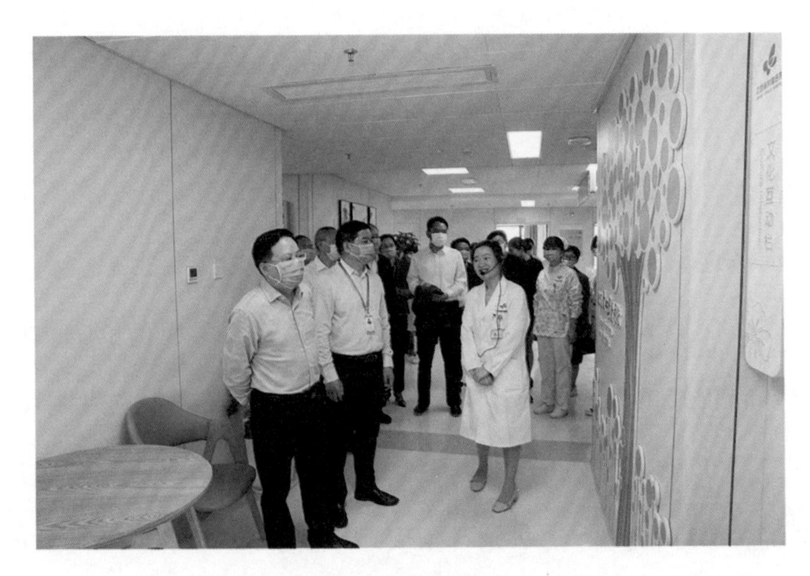

图 5-1-10 2021 年 4 月江西省卫健委江晓斌副主任指导工作

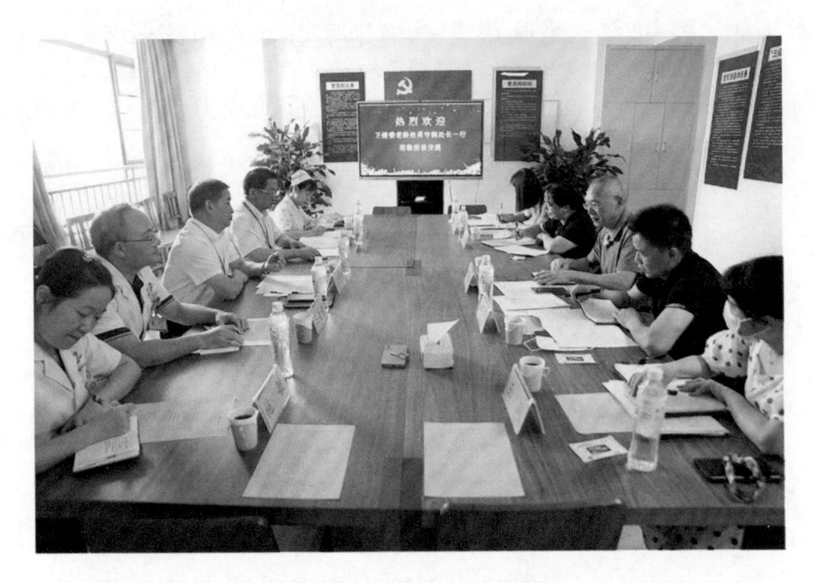

图 5-1-11 2022 年 8 月江西省卫健委老龄处肖守渊处长

就安宁疗护工作开展座谈

江西省肿瘤医院是全省首家省级安宁疗护试点单位，是江西省安宁疗护“三个基地”，暨示范建设基地、教育培训基地、专家咨询基地，同时也为中华护理学会安宁疗护专科护士京外临床教学培训基地。2018年5月，江西省肿瘤医院受江西省卫健委委托开展安宁疗护试点工作任务。院领导高度重视，亲自带队到国内多家开展较好的医院进行参观学习、考察取经。经过半年的筹备，11月1日安宁疗护试点病房正式成立。成立之初，病房挂靠在医院肿瘤综合内科，划分7张安宁病床，依托综合内科医护人员，组建相对独立的安宁疗护小组，由2名医生、4名护士负责日常工作。经过安宁团队艰苦卓绝地实践，在组织管理、规范制度等方面不断完善，在临床实践、教育培训等方面不断改进，积累了一定经验，在全省乃至全国也产生了一定影响力。2021年3月为进一步适应老龄化社会，满足人民群众对生命的高质量需求，医院成立独立的安宁疗护科。该举措推进了江西省安宁疗护发展，满足江西省人民群众健康需求以及适应全国老龄化需求，为助力健康江西建设提供全方位全周期的健康服务。

2. 江西省肿瘤医院安宁疗护工作具体举措

下面，本书对江西省肿瘤医院作为省级试点单位的一些具体做法和措施进行阐述：

（1）注重创建安宁疗护试点，着力打造安宁疗护江西样板

①环境设置

江西省肿瘤医院现有独立的安宁疗护科建筑面积 1889.4 平方米，设有床位 24 张。根据患者不同需求分设套间、单间及双人间，同时还配备暖心坊、洗浴室、静修室、关怀室、休闲吧等功能设施，努力为患者打造最为安静、居家、优美的诊疗环境（如图 5-1-12 至图 5-1-21 所示）。

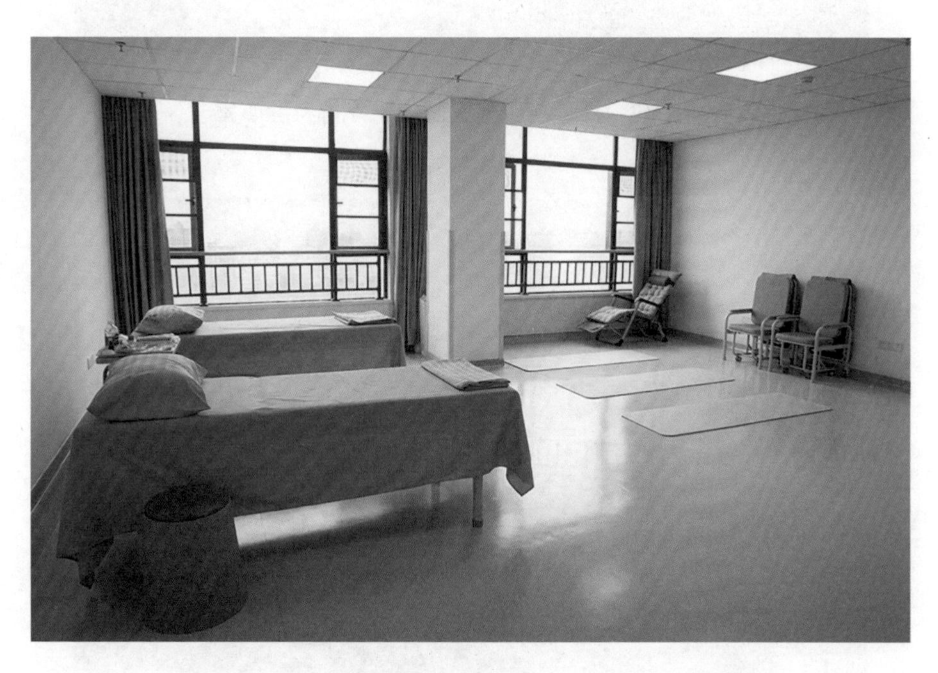

图 5-1-12　江西省肿瘤医院安宁疗护科中医治疗室

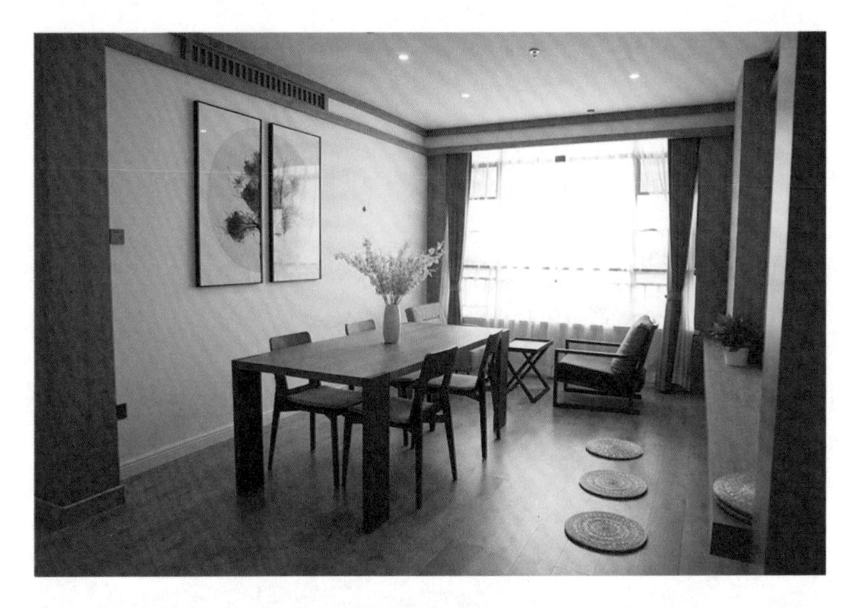

图 5-1-13　江西省肿瘤医院安宁疗护科静心室

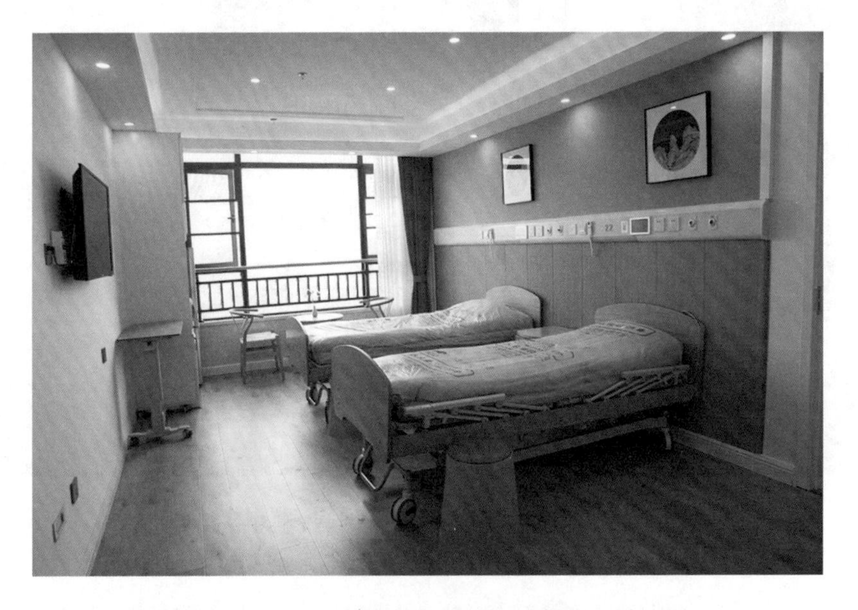

图 5-1-14　江西省肿瘤医院安宁疗护科病房环境

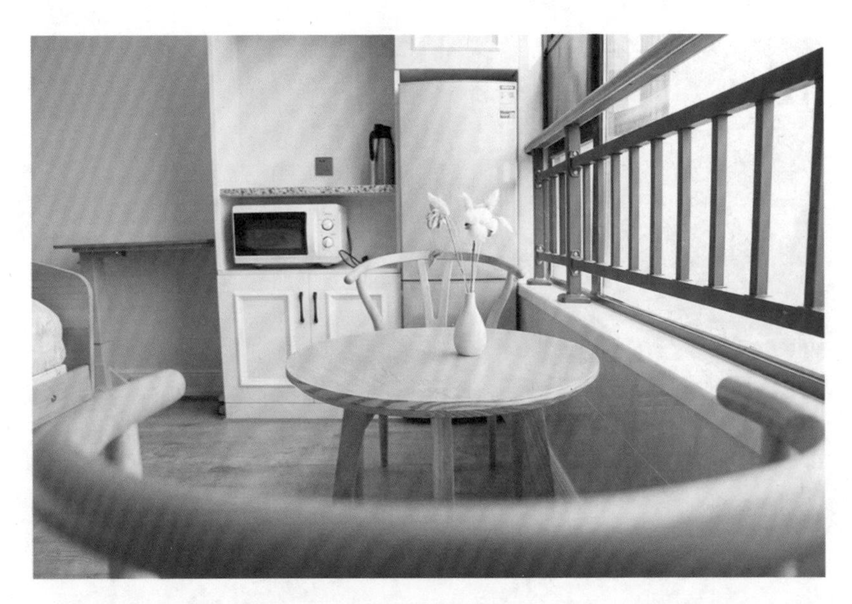

图 5-1-15　江西省肿瘤医院安宁疗护科 VIP 单间病房环境

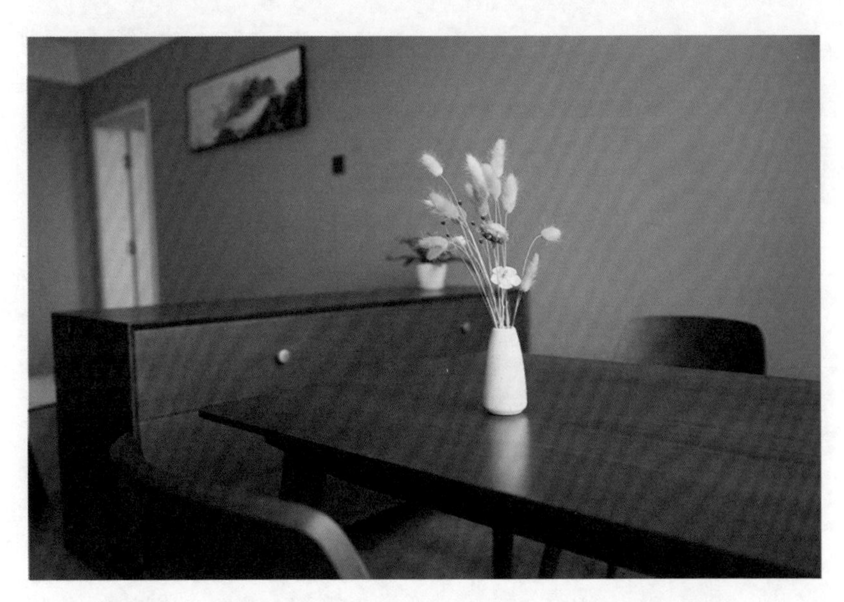

图 5-1-16　江西省肿瘤医院安宁疗护科 VIP 套间病房环境（一）

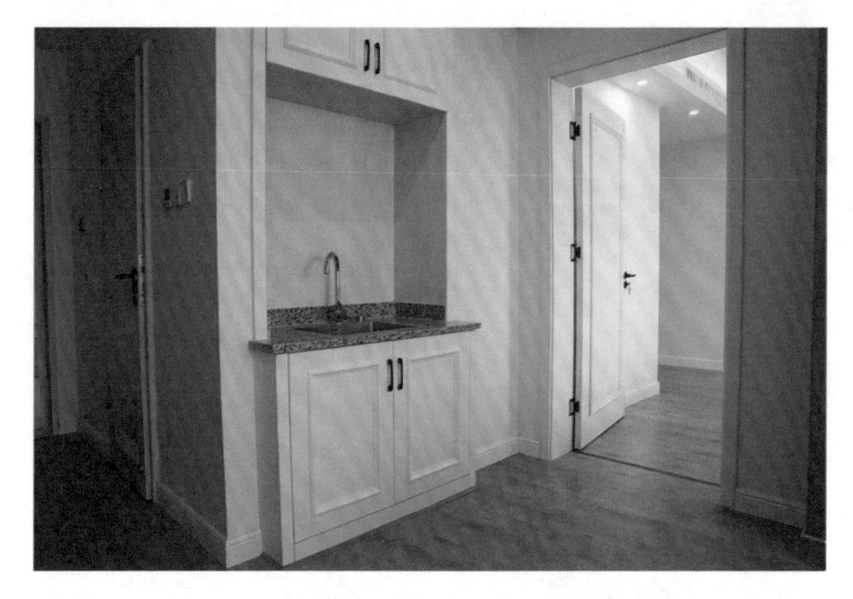

图 5-1-17　江西省肿瘤医院安宁疗护科 VIP 套间病房环境（二）

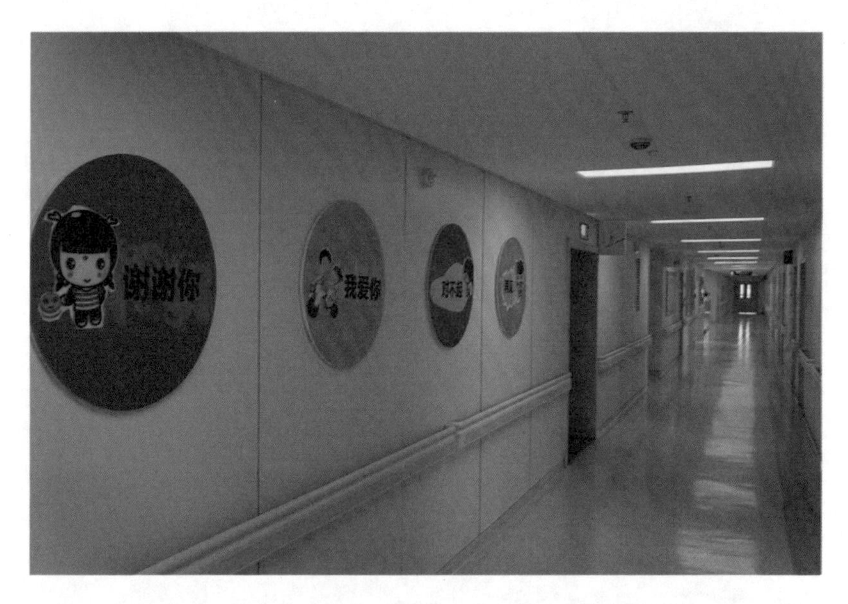

图 5-1-18　江西省肿瘤医院安宁疗护科病区走廊

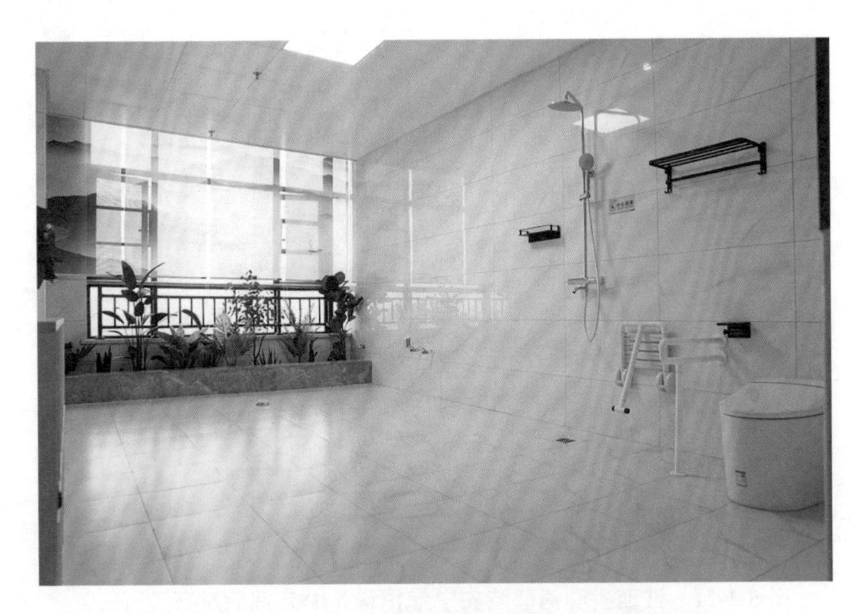

图 5-1-19 江西省肿瘤医院安宁疗护科淋浴间

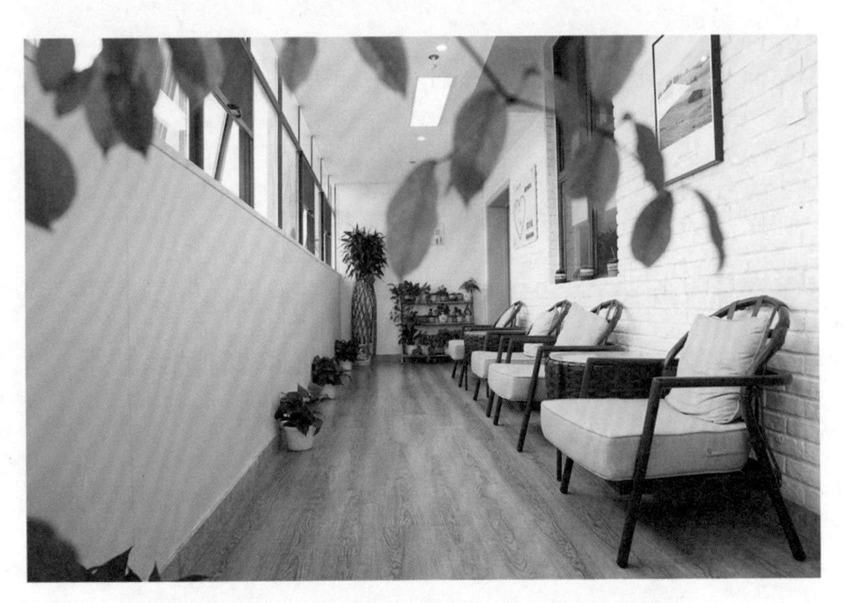

图 5-1-20 江西省肿瘤医院安宁疗护科休闲阳台

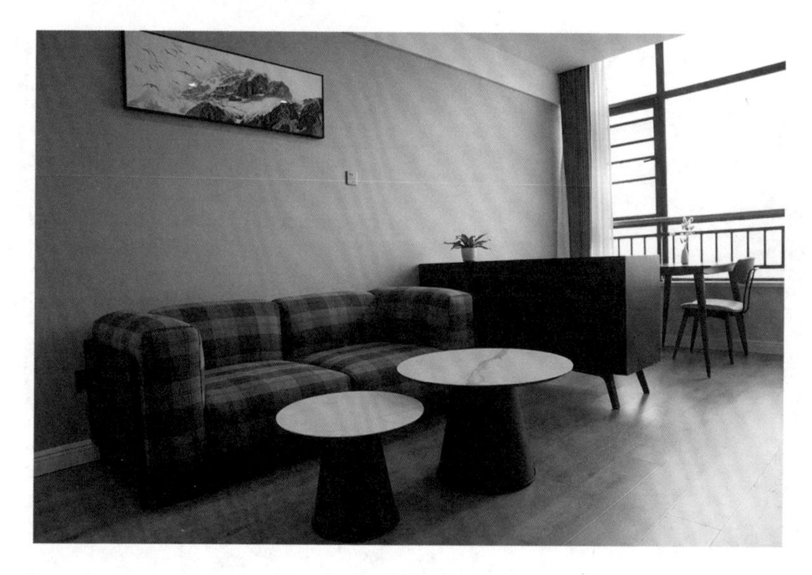

图 5-1-21　江西省肿瘤医院安宁疗护科 VIP 套间病房环境（三）

②人员配置

江西省肿瘤医院为安宁疗护工作配有专职医生 4 人，护士 11 人。医院从人、财、物、绩效等全方面都给予了强有力的支持，确保病房规范化、专业化、可持续发展。

③深化服务安宁疗护患者处于生命终末期，病情危重、并发症多，承受较多痛苦，团队成员积极开展症状管理新技术，尤其在难治性癌痛的控制上，帮助患者控制不适症状，缓解癌痛。同时开展 21 项舒适护理技术，如床上洗头、芳香抚触等，辅助治疗患者的不适症状，维护患者的尊严。依托心理师、社工、志愿者多学科团队，借助生命回顾、尊严疗法、完成心愿等方式，让患者心理及精神得到抚慰，了无遗憾地走完人生最后一程（图 5-1-

22 至 5-1-28)。

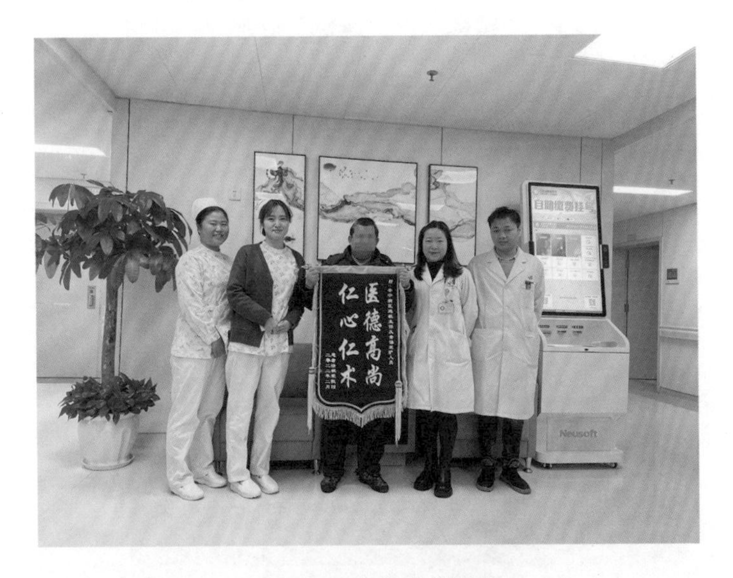

图 5-1-22　家属送来感谢锦旗（一）

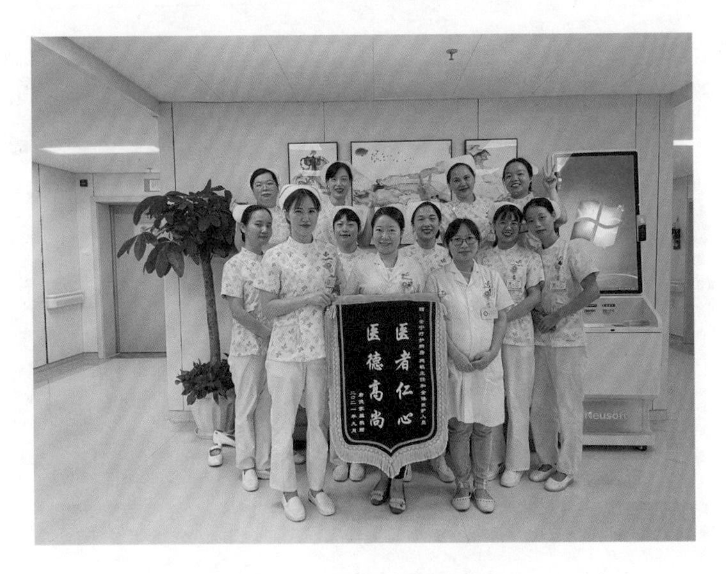

图 5-1-23　家属送来感谢锦旗（二）

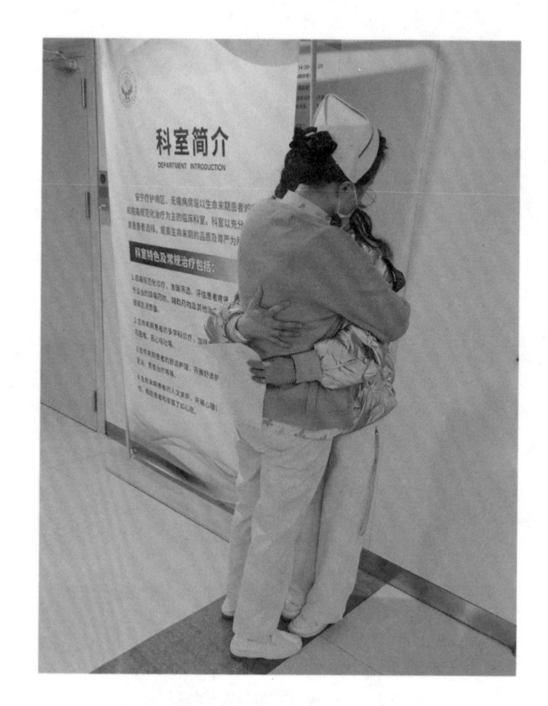

图 5-1-24　病人去世后，安慰拥抱家属

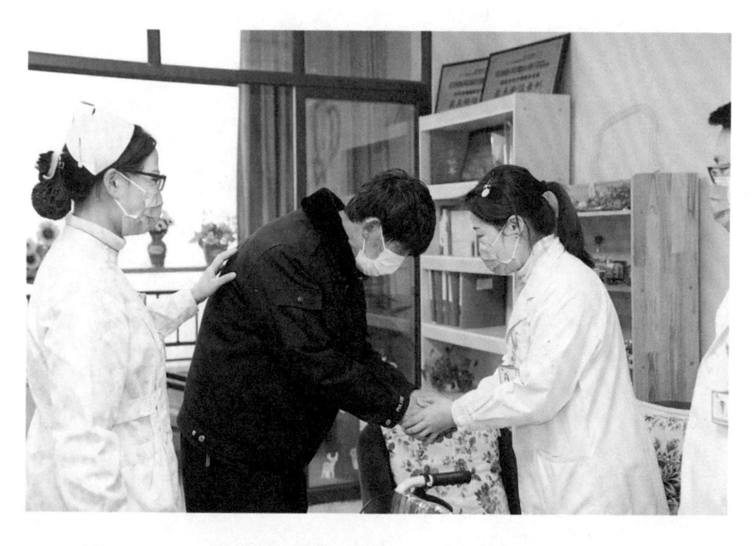

图 5-1-25　患者家属在患者去世后特意到医院来致谢

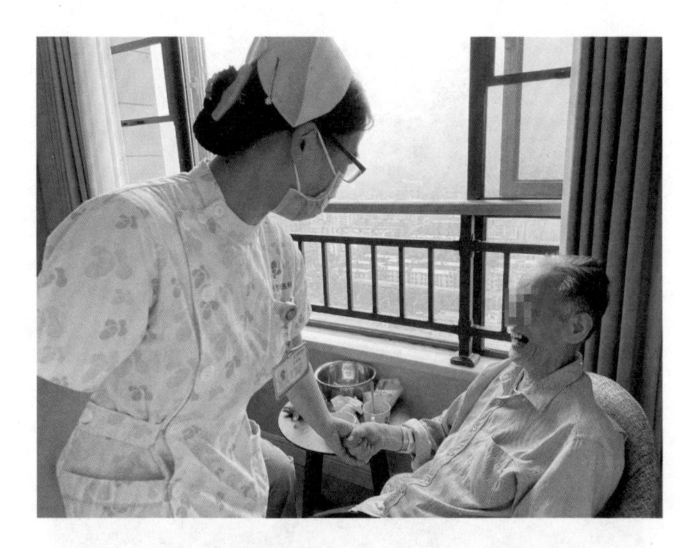

图 5-1-26　患者症状控制后，在安宁病房开怀大笑

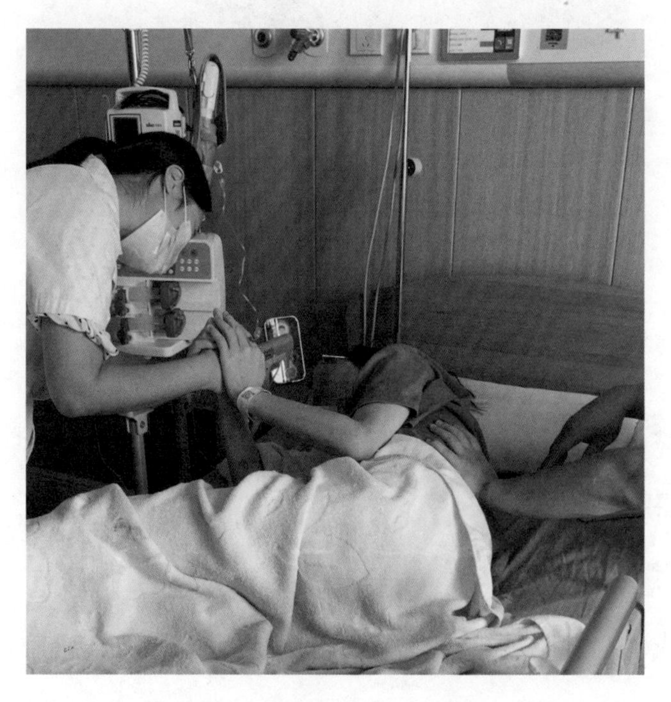

图 5-1-27　医护人员深化服务（一）

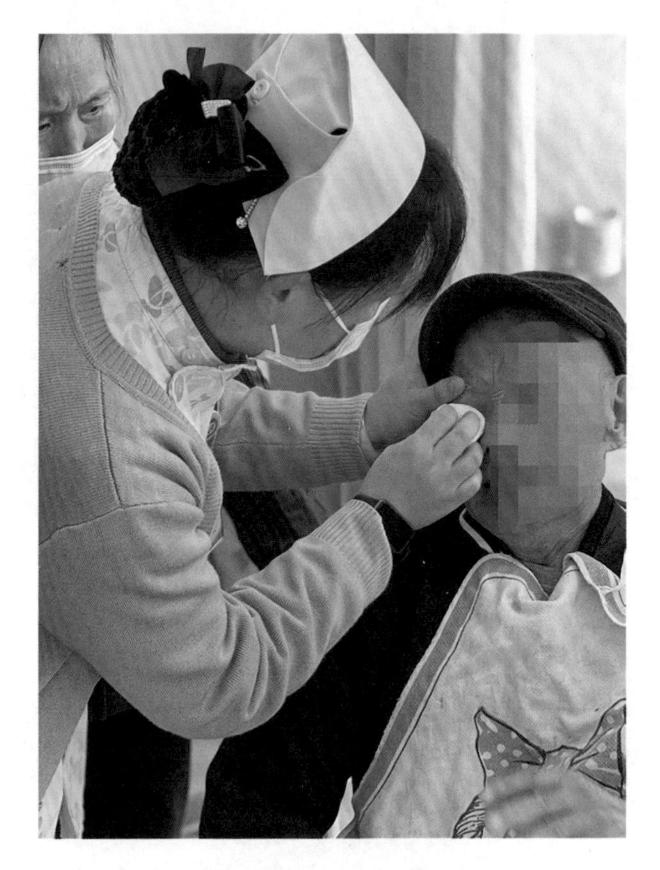

图 5-1-28　医护人员深化服务（二）

此外，江西省肿瘤医院还依托互联网＋护理平台，将安宁疗护服务延伸至患者家中，在全省率先开展居家安宁疗护的探索，取得了一定的效果。

④对接合作

形成基于学术团体的三级联动合作模式和转诊机制，江西省肿瘤医院与南昌市卫生健康委对接，完成了与南昌市第七医院、江西广济医院等九家单位签约，正式成立全省安宁疗护专科联盟。实现院内、院外（专科联盟单位）、居家三级联动共同照护模式，为患者提供跨场域、跨地区的安宁共照模式。

⑤探索创新

在服务好患者同时，作为省级试点单位，江西省肿瘤医院积极探索公立医院非医疗服务项目按床日收费方式，既保持医院的公益性，也体现医务人员劳动价值，同时确保了安宁疗护的可持续发展。

江西省肿瘤医院与省红十字会、民政局等部门沟通，建立人体器官和遗体捐献、殡葬服务、遗嘱安排等相关事项的联络机制，为安宁疗护患者提供全程服务。目前已帮助患者完成4例遗体捐献、2例器官捐献。

⑥社会支持

江西省肿瘤医院积极引入社会支持，将具有爱心的社会人士组建成“爱在深秋”安宁疗护志愿者服务队，完善安宁疗护多学科团队的建设。同时依托北京仁爱基金会，开展志愿者规范化培训，提升志愿者服务能力。

（2）注重积极开展各类培训，着力提升安宁疗护服务能力

江西省肿瘤医院通过多点支撑、多线连接的网格化人才培养机制，尽快提升安宁疗护团队服务能力。

①自我成长

医院选派1名护理管理者赴台湾交流学习；组建院内安宁疗护专科小组，先后培养7名中华护理学会安宁疗护专科护士，分布在全院内科、外科、ICU、急诊以及安宁疗护等科室；选派医生和护士“组团式”到华西四院姑息科、北京大学人文学院及上海进修；积极组织安宁疗护多学科团队参加中华护理学会全国安宁疗护学术交流会以及各类安宁疗护培训。

②学术推广

在江西省卫健委的积极推动下，江西省各县市医院积极开展安宁疗护工作，急需安宁疗护相关培训。为此江西省肿瘤医院积极搭建各类交流学习平台。依托安宁疗护团队及江西省护理学会安宁疗护专委会多次申报举办《江西安宁疗护专科发展及趋势论坛》，培训人员达上千人。团队成员先后赴抚州、吉安、萍乡、赣州、新余等地进行安宁疗护知识传播，涉及内容包括安宁疗护病房建设、终末期患者症状管理、舒适护理技术、哀伤辅导及死亡教育等内容，培训人员达上千人，强效助推全省安宁疗护工作。

医院免费接待来自全省各地市、各县区的进修人员上百余人，提升了全省安宁疗护的整体能力。同时接待来自北京、河南、河北、湖北、广东等省内外参访人员达300余人次，促进江西省与其他省市安宁疗护的学术交流及学科发展。

(3) 注重加强安宁疗护宣传，着力提升社会公众认知水平

①科普宣讲

在江西省卫健委的牵头下，江西省肿瘤医院组织开展“生命教育进机关”“生命教育进校园”“生死教育进社区”等系列活动。团队成员多次走进江西省卫健委、各地级市卫健委、江西职业技术学院、江西中医药大学、小平小道社区等开展生命教育讲座。利用世界癌症日、世界安宁日、全国科普日等特殊日子，宣讲生命教育，普及安宁疗护基本知识，加强了安宁疗护的宣传力度和社会引导（图 5-1-29）。

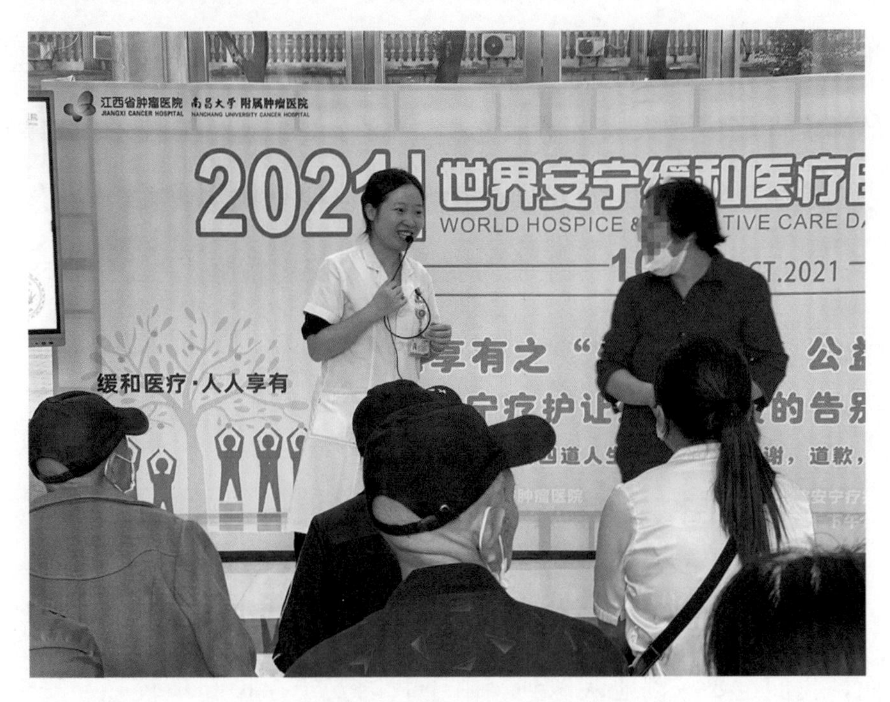

图 5-1-29　世界安宁日做健康科普

②媒体宣传

江西省肿瘤医院协助老龄处在全省开展“守护生命尊严抒发安宁情怀”主题征文活动，整理编辑出版《安宁情怀》；拍摄安宁疗护宣传片《温暖的告别》，并通过微信、抖音等媒体进行广泛传播；编制安宁疗护宣传手册、制定宣传栏；创建了“江西安宁疗护”公众号，定期在公众号中更新安宁疗护知识及工作动态。截至2022年7月，江西省肿瘤医院安宁疗护科共收治患者978人次，死亡267人，平均住院天数10.35天，年龄最大的99岁，最小的只有1岁3个月。协助患者完成了4例遗体捐献及2例角膜捐献。安宁疗护工作得到了江西省卫健委、患者、家属以及社会的高度肯定。团队成员不断总结，编写《舒适照护技术》口袋书；编撰出版《安宁疗护实践手册》，以便全省从业人员参考学习；在全省开展“守护生命尊严，抒发安宁情怀”主题征文活动，汇编成《安宁情怀》，展示江西省安宁疗护医护人员的工作风范。

三、我国安宁疗护存在的问题

当前，我国安宁疗护取得了很多成绩，固然令人可喜。然而，我们也要深刻地认识到，由于我国安宁疗护起步较晚、安宁疗护不进行治愈性治疗、涉及人员种类多而广泛、医保体系不健全、立法步伐滞后等原因，我国安宁疗护在发展过程中遇到了不少问题，主要包括观念落后、资金资源不足、团队建设困难、缺少法律保障4个方面。

（一）安宁疗护观念落后

一是家属隐瞒病情，患者没有选择安宁疗护的机会。当患者的病情十分严重时，家属往往认为极端的坏消息会导致患者自暴自弃，成为压垮患者心理的最后一根稻草，所以选择联合医生一起瞒着患者。由于我国死亡教育的缺失，大众对死亡的认识不足，确实会一定程度上出现患者家属担心的情况。但实际上很多患者远比家属想象得坚强，如果尽早告诉患者真实病情，可以使其更好地安排剩余的时间和财产，去更充实地生活，更好地实现未尽的心愿。

二是孝道文化令子女难以言弃，孝敬老人历来是中华民族的传统美德，在大众的观念里，只要有一线希望，就要去争取无限可能。然而，对于一些生命终末期的患者而言，积极地治疗早已没有了意义，反而会增加身体和经济的负担。一方面老人可能经历着带来巨大痛苦的无意义治疗，却无力反抗，也无法表达拒绝的意愿，另一方面高昂的医疗费用和先进的医疗设施投入是对家庭金钱和社会医疗资源的浪费。

三是重视身体的治疗却忽视其他。安宁疗护包含身体、心理、社会和灵性的治疗（简称“身心社灵”），目前国内多重视身体的治疗，却严重忽视了心理、社会和灵性。这反映了我国公众对安宁疗护认识的不足和医疗观念的滞后。

（二）收费和报销不合理，资金不足资源少

一是收费标准不合理，安宁疗护收入少。由于不主动进行治愈性治疗，所以相对于其他科室而言，安宁疗护业务的收入较少。而且安宁疗护的“身心社灵”治疗中只能针对“身”收费，所以很多配套项目不能产生收入。

二是医保体系不完善，报销比例偏低。安宁疗护包含的“身心社灵”中，只针对“身”的治疗收费，因此也只有对“身”的费用能通过医保报销。此外，我国的商业保险和公益事业在安宁疗护士的发展较为滞后，护理保险、基金会等其他保障没能及时跟上。

三是资源少，安宁疗护病房、床位、关怀室、活动室和自动化洗浴设备设施严重不足。这主要是因为目前中国安宁医疗业务还在试点阶段，专业机构仍在建设之中。而且安宁疗护业务收入少导致在绩效压力下医院难以划拨更多的病房、病床等资源给安宁疗护业务。

（三）人员稳定性低，团队建设困难

由于待遇、工作性质、涉及面广等多种原因，安宁疗护团队

呈现出不稳定的特点。

一是医生的待遇水平偏低，不容易留住人才，尤其是年轻的大夫生活压力比较大，虽然空有一腔热情，但可能会迫于生活压力而换工作。目前安宁疗护人员的待遇情况是工资+ 奖金，其中奖金往往低于医院平均奖金水平。

二是名义上分配的医护人员实际上在安宁病房工作的时间并不能保证。比如某医院分配给安宁病房 4 个护士，由于护士的工作性质是三班滚动，所以没有办法保证一直为安宁病房所用。团队出现不稳定造成了培训无法系统的开展。

三是安宁疗护需要医生、护士、社会工作者、营养师、心理咨询师、志愿者等多学科人员共同参与，涉及的人员种类和数量都相当多，并且目前大部分医院的编制都不包括社工和心理师，团队建设比较困难。

(四) 缺少法律保障，深陷发展困境

我国目前尚无安宁疗护相关法律法规，这是我国安宁疗护事业的一大症结所在。

一是在患者的收治上，目前我国尚无统一的标准。大部分机构借鉴国际先进经验自行判断，一般至少满足其中一条：其一，患者已没有治疗原发病的机会；其二，患者拒绝治愈性治疗，愿意接受安宁疗护。为避免医疗纠纷的产生，大部分综合性

医院的安宁疗护病房主要收治癌症晚期患者，其他非癌疾病终末期患者仍然大多在其他相关科室接受治愈性治疗。

二是在用药和治疗方案上没有法律保障。比如一般安宁疗护会用吗啡来缓解疼痛，但是在用法和用量上并无具体标准。2016年，陆军总医院肿瘤科因“吗啡使用纠纷”被患方告上法院，虽然2017年5月法院判决医方胜诉，但它深刻地反映了当前我国安宁疗护的困境，也让医护人士在生命末期照护中更倾向于采取传统抢救方式，这对我国安宁疗护服务质量乃至整个安宁疗护事业发展都有相当大的负面影响。

第二节　安宁疗护的未来展望

一、转变传统意识观念

（一）转变传统生死观念

爱老敬老是中国传统文化中的优良传统，“养老送终”集中体现了中华民族尊老敬老的美德。追根溯源，作为中国传统文化基点的儒家学说还是为安宁疗护提供了理论支持。儒家文化极为推崇“孝道”文化，它的一个核心思想就是赡养老人、为其养老送终。赡养、扶助老人是社会道德的核心理念。

在现代社会，传统“孝”的内涵还体现在对临终亲人生命质量和死亡品质的保障。

古语有云：“养生不足以当大事，惟送死可以当大事”[1]，意味着要将死亡看作大事，我们要在亲人临终前使其没有遗憾、有

① 孟子编著，房伟泽注．孟子［M］．长春：吉林大学出版社，2020.

尊严地走完人生最后一程。同样，马克思主义思想也对这一问题做出解释。马克思主义关系论死亡观从辩证思维出发，要求跨出现实世界去思考死亡，进入意义世界去思考死亡的价值，这与儒家倡导的“道德性死亡”不谋而合。两者都倡导了在实现人生价值之后，便可以没有遗憾地走向生命终点。

因此，国家要大力倡导马克思主义的辩证死亡观和儒家的积极生死观，推进安宁疗护新理念的生成，推行现代生死观教育，让社会大众明白生与死的意义，培育积极面对死亡的思想观念。同时要大力改善伦理环境，建立普适性的安宁疗护伦理体系，以“善终”为价值出发点，连接道德与法律层面，保障医患双方的正当权利与利益。也就是要在家属及医患之间建立一种和谐的伦理关系。只有这样，才能让更多有需求的人享受到安宁疗护服务，而不是在所谓的“传统道德”束缚下丧失自主选择权。只有这样，安宁疗护才能真正得到发展，为临终患者提供“四全”服务，维护临终者的尊严，提高死亡质量。

（二）增强大众安宁疗护志愿服务意识

在英国，志愿者是安宁疗护服务团队的重要部分。英国设有“国家志愿者组织中心”，下属的志愿者组织接近 50 万个，这些志愿者来自社会各行各业。反观我国，志愿者力量微弱。大多数志愿者都是以学生群体献爱心为主。相对于普通病人护理的志愿者，安宁疗护的志愿者专业性要求更高，最好是护理和心理相关专业学生。同时，众多医院中都缺少专业的志愿者和社工。

志愿者的作用不仅体现在其直接创造的社会价值中，更重要的是他们扩大了安宁疗护的社会影响力。例如，我国香港地区的志愿者是有组织的志愿团体，承担着探访患者、协助家属照护患者及为社区患者送饭等方面的工作。他们通过志愿服务活动，让更多人关注和了解安宁疗护。因此，政府一方面要大力宣传，增强社会大众的志愿服务意识，从而使得他们在参与中进一步加深理解，正确看待安宁疗护的社会意义与人文价值。另一方面要可以制订与实施相对应的激励措施，在这方面，本书认为可以借鉴西方的“时间银行”模式。记录志愿者的服务时间及次数，将其转换为一定比例的家庭或社区中养老服务获得的服务时间或内容，激发大家的志愿服务热情。这样不仅可以吸纳更多的人参与到安宁疗护志愿服务中，而且为安宁疗护事业发展提供了广泛的社会基础。

二、保障安宁疗护长效发展

（一）拓宽资金筹措渠道

安宁疗护服务作为一项民生工程，需要由政府引领来保障临终关怀领域的稳定发展，资金是决定医疗机构是否能够有效开展临终关怀服务的关键因素，是实现临终关怀推动社会和谐发展的物质保障。

在具体的实践上，政府可以积极探索安宁疗护与基本医疗保险、长期护理保险、社会救助等与老龄、医疗健康有关的制度保障，明确可纳入基本医疗保险和长期护理保险的临终关怀项目和内容，尤其是涉及日常照护、症状控制、心理咨询等方面的关怀服务。在公共医疗事业领域，让社会保险为安宁疗护服务增添社会属性，互助共济的保险理念融合临终关怀深远的社会价值，推动公共医疗卫生领域更好履行社会责任，提升自觉性和积极性。此外，政府还可以探索建立安宁疗护服务专项资金，以政策倾斜等方式给予临终关怀服务机构一定的税收减免优惠，通过向社会组织购买服务、募集社会资金等方式扶持安宁疗护的发展、保障临终关怀资金的稳定。作为安宁疗护服务领域中一支逐渐壮大的队伍，来自社会组织、慈善机构、宗教团体等的力量发挥着重要的作用。政府应该积极引导社会力量进入安宁疗护服务供给领域，鼓励非营利性组织积极捐助，建立安宁疗护基金、投身安宁疗护事业的发展；在人事政策上，可以在工资待遇、激励措施等方面适当给予政策倾斜，提高从业人员积极性和持久性。此外，政府可以通过发展社会服务领域内非营利组织，发挥他们的力量，面对患者和患者家属的各种需求，开展公益服务并帮助案主谋求社会公益，在疾病的预防、治疗、康复阶段，提供更多的支持，包括心理支持，医疗知识方面的支持，正确护理方式的支持，以及其他资源的支持等，在很大程度上为医疗服务做了有益的补充。

（二）完善服务监管机制

完善的监督管理机制是衡量和评价安宁疗护服务质量的保障之一。根据我国相关法律法规，政府应该明确各级卫生部门的管理和监督职责，加强监管政策研究，制订关于安宁疗护试点单位的监督评估标准和实施细则，加强对安宁疗护试点单位运营和服务的监管。

在具体的实践上，首先要对提供安宁疗护服务的机构进行服务质量的监管，出台针对安宁疗护服务质量的专项法律法规，对安宁疗护的服务内容、服务人员等做出具体规定，包括开展安宁疗护服务所必须具备的硬件设施、服务提供者与老年癌症患者的比例规定、各项服务内容所需涵盖的方面以及相应的达标准则；其次，建立专门的评估机制，通过建立以政府为主导的权威性评审机构，或者引入第三方独立评估机构，确立行业评估标准、培训专项陪审人员，运用法律、经济和行政等手段，对提供安宁疗护服务的医疗机构开展日常运营、专业资质、服务能力、财政状况等多方面的综合评价，定期将情况向社会公布，接受社会和媒体的监督。

（三）健全政策法规

我国安宁疗护相关法律法规目前为空白，亟须立法，以此来保障患者的知情权、自主权和医生的人身与职业安全。英国的专家到中国大陆考察时，表示现在中国对患者隐瞒病情的情况很像30年前的英国，但后来英国进行了立法，核心是保障患者选择末期生命照护方式的自主人权，其中就有“坏消息要第一时间告诉患者并由患者决定告不告诉家属”的内容。

虽然中外文化差异和价值观的不同，对“坏消息”的处理上也会有所不同，但是对患者知情权的保护应该是相同的，所以我国也应该尽快出台相关法律法规，规范医生告知“坏消息”的方式方法，让患者依法享受知情权，以及对自己剩余生命和财产的处置权。

与此同时，医生独立诊断治疗的权益也应受到法律保障。比如中国台湾地区早在2000年就出台了《安宁缓和医疗条例》并已进行3次修法，该条例规定安宁疗护病人不做心肺复苏术是合法的。除了法律法规外，我国的安宁疗护政策体系也需要进一步完善，比如应尽快出台统一的安宁疗护患者收治标准、研究出台安宁疗护质量管理标准等。

三、加大安宁疗护人才培养力度

（一）重视高校安宁疗护专业建设

当前从事安宁疗护的服务人员大多是护理行业出身，虽然她们本身具有护理基础，但在安宁疗护方面知识储备有所欠缺。当前国内较少有高校开设安宁疗护专业。因此国家要加大对安宁疗护专业的重视度，尤其是要在医护类高校增设安宁疗护相关专业，开办“生死教育”“安宁疗护教育”等课程，提高学生在安宁疗护方面的意识。同时要注重引进与培养优秀师资力量。安宁疗护作为一个新兴专业，优秀的师资力量尤其匮乏，这极大影响了安宁疗护教育的顺利开展。

（二）提高护理人员专业化水平

相对于普通护理，安宁疗护的复杂性更高，专业性要求也更高，因此需要不断接受专业培训。英国尤为重视医护人员的专业水平，定期进行专业培训，实现了常规化培训。英国四分之三的养老院都明确表示他们的护理人员都接受了国家安宁疗护培训。

1993 年，美国开始进行安宁疗护专科护士认证项目，安宁疗护护士首先必须具有国家护理人员从业资格证，等级资格鉴定程序更为严格。

目前，我国专业的安宁疗护培训团队较为缺乏。从调研中看，当前安宁疗护的护理人员多是普通的临床护士转型而来，经过简短的安宁疗护培训而后持证上岗。虽然后期还会不定期的参加相关培训与交流，但缺乏系统性的学习。因此，国家要加大对安宁疗护护理人员的培训力度，建立一套全面的、系统的、全方位的培训体系，定期就专业技能、关怀服务等方面进行培训，促进实践与技能提升。另一方面，要建立完善的安宁疗护护士的认证与考核制度。美国和英国都有一套完整的认证考核体系，对我国开展这方面的工作具有借鉴意义。同时，对安宁疗护护理人员进行规范化考核，有利于提高护理从业者的职业认知度和社会认可度，制订合理的职业发展规划，激发个人护理热情，更好地提供安宁疗护服务。

四、提升安宁疗护服务供给质量

（一）建立患者需求评估机制

要缓和当前我国安宁疗护服务供需失衡的问题，就要提升安宁疗护服务供给的针对性和有效性。以患者需求为本是开展安宁疗护服务的落脚点，因此在服务效果的评估上，应该以患者是否满意为尺度。

在具体的实践上，首先，要建立多维度的需求评估，识别老年癌症患者在症状控制、心理疏导、社会支持等方面的需要程度以及具体需求内容；其次，制订评估量表，服务提供机构可以参考国际上开展临终关怀评估的相关经验，制作适合本土国情的安宁疗护评估量表，全方位地评估患者群体在身体、心理、社会、灵性等方面的需求。同时，可以定期开展针对性的访谈，机构可以要求提供安宁疗护的医生和护士设计具体的访谈提纲，在填写访谈记录时需经过患者签字，再交由机构盖章，以此引起服务提供者的关注并注重分析每个患者的不同需求。从这一系列的实践安排中，需要始终贯穿对于安宁疗护患者需求的精准分析和充分尊重。

（二）完善服务内容供给

有安宁疗护需求的患者，对于他们的日常生活照料相较于普通病人的日常护理需要更加专业的技巧，因此要对服务提供者进行日常照护方面的注意事项以及护理技能进行专业培训，强调精细化服务。医护人员应该及时发现患者诸如肠胃道不适、呼吸困难、难以入睡等生理上的不适，运用药物消除患者身体上的疲乏、疼痛等症状，在合理用药缓解症状的基础上，对于不可避免的躯体症状，医护人员则可以帮助患者采取非药物治疗的方式缓解其不适。在癌症患者的日常生活照料这方面，包括营养支持、个人卫生清洁、排泄、帮助翻身等等。此外，疾病所带来的生理痛苦往往也会加重患者内心的负担，因而癌症患者的精神慰藉需求同样不容忽视。在精神支持上，家人的陪伴和照顾是任何其他人员和社会组织所无法比拟的，但精神上的抚慰还需要更加专业、科学的方法，以及差异化的个性服务，在这点上，社会力量所发挥的优势能够为病人提供更加多元化的服务。在具体的实践上，可以将社会工作力量纳入癌症患者精神支持的网络之中，主动为这类群体提供人文关怀，重在给予癌症患者主观的、情绪上的支持，让他们体会到被尊重、被支持、被理解，同时，社会工作者可以利用专业优势，通过资源链接的方式为老年癌症患者及家庭链接对应的社会资源，在生活、就医、社会保障等方面解决家庭的困扰，帮助家庭渡过难关。

五、发挥安宁疗护社会支持作用

目前，我国安宁疗护服务的供给主要集中于医疗机构，对于安宁疗护的医养结合服务模式的建设仍处于探索阶段，并没有实现与家庭的有机融合。在人口老龄化日益严峻的情况下，强调发展安宁疗护医养结合模式，突出居家安宁疗护在养老服务末端的突出作用，将有利于提升老年人口临终状态和生命质量。因此，应该利用居家养老的优势，将安宁疗护的具体实践融入其中，充分发挥家庭在居家安宁疗护中的支撑作用，而这个支撑作用的发挥，仍然离不开政府、社区和医疗机构的帮助。

由于居家安宁疗护的场所是家庭，因此家庭成员不仅承担了照护重任，还要在症状控制、心理疏导、灵性关怀等方面具有一定的知识和技能，而这个能力的培养则需要依赖政府所提供的安宁疗护基本服务保障，所涉及的居家探访、常规药物治疗和舒适照护等应该充分考虑每个家庭的不同状况。因此，政府可以通过构建当地社区卫生服务中心与居家安宁疗护服务相结合的方式，发挥患者家庭就近社区卫生服务中心的地理位置优势，在患者或家属确定有居家安宁疗护的需求之后，由专门的负责人员进行登记，确认符合服务标准后开展定期居家探访服务。在常规化的药物使用方面，如镇痛药物如何控制剂量、如何避免过量使用等，医护人员都应该为家庭成员提供症状控制指导；在舒适照护方面，应该由护士为患者家属提供系统的护理指导，包括饮食照料、患者个人卫生、居室环境布置等；在心理疏导方面，可加强社区社工队伍建设，由社工跟进患者及其家属的社会、心理和灵性问题，社工的任务不仅在于舒缓患者心理问题本身，更要及时正确指导患者及其家属在家庭支持方面的沟通，使患者的家庭功能提升，改善患者精神状态。

参考文献

[1] 卢美玲，罗志芹．终末期癌症病人安宁疗护需求研究进展［J］．护理研究，2022，36（05）：850—857.

[2] 郝燕萍，张颖．国外安宁疗护准入实践对我国的启示［J］．医学与哲学，2022，43（05）：28—33.

[3] 刘梦雪，陈玉祥，马梦飞，等．“互联网+”背景下居家安宁疗护的研究进展［J］．护士进修杂志，2022，37（03）：228—231.

[4] 郑红玲，成琴琴，谌永毅，等．居家安宁疗护患者需求研究现状与对策［J］．护理学杂志，2021，36（19）：19—22.

[5] 王丽丽，占婷婷，袁娟，等．我国安宁疗护的发展现状［J］．护理实践与研究，2021，18（18）：2727—2731.

[6] 王亚娟．疼痛管理在晚期肿瘤患者安宁疗护中的效果［J］．中国医药指南，2021，19（24）：196—197.

[7] 路桂军，姜姗，李忠，等．安宁疗护服务对象准入标准的国际经验与中国实践［J］．医学与哲学，2021，42（16）：28—31.

[8] 于淼，胡佳惠，孙淑清．我国安宁疗护的护理管理模式及展望［J］．全科护理，2021，19（12）：1609—1611.

[9] 黄新娟，樊溶榕，谌永毅，等．安宁疗护病房的建立与管理［J］．中华护理教育，2021，18（04）：358—362.

[10] 高晗．安宁疗护发展的法律保障［D］．上海：上海师范大学，2021.

[11] 黄芸，雷云，邝海东，等．居家安宁疗护服务实施的背景与现状［J］．上海医药，2020，41（18）：11—13+ 24.

[12] 王蒙蒙，徐天梦，岳鹏．我国现行安宁疗护的相关政策梳理、挑战与建议［J］．医学与哲学，2020，41（14）：19—22.

[13] 吴玉苗，奉典旭，徐东浩，等．中国安宁疗护服务政策演变与发展［J］．医学与哲学，2020，41（14）：23—27.

[14] 刘珍，张艳，赵敬．安宁疗护中舒适理论、评估、影响因素研究进展［J］．护理研究，2020，34（08）：1404—1407.

[15] 吴洪寒，周宁，陈湘玉，等．终末期癌症安宁疗护患者照顾者照护负担与需求的质性研究［J］．中国医学伦理学，2019，32（12）：1566—1570.

[16] 曾洁，金蕾，孙垚，等．国内外安宁疗护准入标准的研究进展［J］．中国全科医学，2020，23（06）：644—648.

[17] 王云岭．安宁疗护中的生死教育［J］．医学研究与教育，2019，36（04）：52—58.

[18] 吴玉苗，奉典旭，施永兴，等．社区安宁疗护服务实践与思考［J］．中国护理管理，2019，19（06）：811—815.

[19] 李蓝．我国安宁疗护立法的必要性和可行性研究［D］．南昌：江西财经大学，2019.

[20] 王梦莹，王宪．国内外安宁疗护的发展现状及建议［J］．护理管理杂志，2018，18（12）：878—882.

[21] 李旭英，谌永毅，沈波涌，等．安宁疗护全人照护模式［J］．中国护理管理，2018，18（S1）：69—72.

[22] 庄菊萍．晚期癌症病人对安宁疗护的需求现状及安宁疗护对病人生活质量的影响［J］．全科护理，2018，16（19）：2411—2413.

[23] 满锐．癌症患者安宁疗护的个案工作介入研究［D］．南昌：江西财经大学，2018.

[24] 贺苗，曹永福，王云岭，等．中国安宁疗护的多元化反思［J］．中国医学伦理学，2018，31（05）：581—590+ 609.

[25] 陈静，王笑蕾．安宁疗护的发展现状与思考［J］．护理研究，2018，32（07）：1004—1007.

[26] 邸淑珍，张靖，张学茹，等．安宁疗护的起源、发展与展望

［J］. 医学研究与教育，2018，35（01）：7—12.

［27］邸淑珍，张学茹，司秋菊，等. 安宁疗护视角下护理人文关怀的探索［J］. 中安宁疗护理论与实践探究国护理管理，2018，18（03）：302—305.

［28］袁长蓉. 对肿瘤患者安宁疗护发展趋势的思考［J］. 上海护理，2017，17（05）：5—8.

［29］陆宇晗. 我国安宁疗护的现状及发展方向［J］. 中华护理杂志，2017，52（06）：659—664.

［30］诸海燕，孙彩萍，张宇平，等. 综合性医院安宁疗护模式的实施与效果评价［J］. 中国护理管理，2016，16（06）：832—835.